प्राकृतिक चिकित्सा की सोच

प्राचीन ज्ञान और आधुनिक विज्ञान से अपने स्वास्थ्य को पुनः संवारे

डॉ. समीरदेव केसरवानी, डॉ. प्रियंका बरनवाल

शीर्षक : प्राकृतिक चिकित्सा की सोच
लेखक : डॉ. समीरदेव केसरवानी, डॉ. प्रियंका बरनवाल
प्रकाशक : डॉ. समीरदेव केसरवानी
प्रकाशक का पता : केसरवानी बुक पैलेस, न्यू मार्केट, भरवारी, कौशाम्बी, उत्तर प्रदेश – २१२२०१, भारत।

ईमेल : sevakkesarwani@gmail.com

ISBN: 978-93-344-5824-4
aसंस्करण : प्रथम संस्करण
प्रकाशन वर्ष : 2026

मुद्रक : इंग्रामस्पार्क, इंग्राम कॉन्टेंट ग्रुप एल.एल.सी., वन इंग्राम बुलेवार्ड, ला वर्ने, टेनेसी – ३७०८६, संयुक्त राज्य अमेरिका।

मुद्रण स्थान : भारत में मुद्रित

अस्वीकरण :
यह पुस्तक केवल सामान्य स्वास्थ्य-शिक्षा एवं प्रेरणादायी उद्देश्यों के लिए है। यह किसी भी प्रकार का चिकित्सकीय परामर्श, निदान या उपचार प्रदान नहीं करती। किसी भी स्वास्थ्य समस्या के लिए योग्य चिकित्सक से परामर्श करें।

हर उस आत्मा को समर्पित
जो तनाव से बोझिल हुई है,
और जिसने कभी आधुनिक जीवन की अव्यवस्था में
अपने आप को कैद महसूस किया है—

यह पुस्तक आपका निमंत्रण है:
थोड़ा ठहरें, गहरी साँस लें, और याद करें—
आपका शरीर स्वयं को चंगा करना जानता है।

उन प्राचीन वैद्यों और योगियों को,
जिनकी बुद्धि आज भी हमारे पथ को आलोकित करती है,
और उस आधुनिक विज्ञान को,
जो अब वही प्रमाणित कर रहा है
जिसे ऋषि-मुनि सदियों से जानते थे।

मेरे आचार्यों, मेरे रोगियों और मेरे अपने संघर्षों को,
जिन्होंने मुझे सिखाया कि सच्चा स्वास्थ्य
किसी गोली में नहीं, बल्कि एक दृष्टिकोण में आरंभ होता है।

यह पुस्तक आपको फिर से
अपने वास्तविक स्वरूप की ओर मार्गदर्शन करे।

“हमारे भीतर की प्राकृतिक उपचार शक्ति ही स्वास्थ्य प्राप्त करने की सबसे महान शक्ति है।”

– हिप्पोक्रेट्स

भूमिका लेख

आज के युग में, जहाँ तनाव एक मौन महामारी बन चुका है और औषधीय त्वरित समाधान स्वास्थ्य की कथा पर हावी हैं, यह पुस्तक केवल ताज़ी हवा का झोंका नहीं, बल्कि एक आवश्यक पुनः आरंभ के रूप में आती है।

डॉ. समीरदेव केसरवानी, एक समर्पित बीएनवाईएस चिकित्सक, प्रकृति की कालातीत बुद्धि को आधुनिक विज्ञान की स्पष्टता के साथ जोड़ते हैं। उनकी वाणी किसी चिकित्सकीय दूरी की नहीं है, बल्कि एक उपचारक, एक मार्गदर्शक और एक सहमानव की है, जो यह पहचानता है कि उपचार उतना ही भावनात्मक और आध्यात्मिक है, जितना शारीरिक।

इस पुस्तक को वास्तव में विशिष्ट बनाता है इसका प्रामाणिक प्राकृतिक चिकित्सीय दृष्टिकोण, व्यावहारिक योगिक साधन और मानवीय स्थिति की गहन समझ का संगम। **डॉ. प्रियंका बरनवाल** केवल तकनीकें नहीं प्रदान करती, वे परिवर्तन की पेशकश करती हैं। श्वसन अभ्यास और भूमिसंयोग रीतियों से लेकर आहार जागरूकता और भावनात्मक पुनर्संयोजन साधनों तक—यह पुस्तक आपको वह देती है जो अधिकांश स्वास्थ्य पुस्तिकाएँ नहीं देती ऐसी आशा, जिसे क्रियान्वित किया जा सके।

यहाँ आपको न तो भय फैलाने वाले विचार मिलेंगे, न जटिल शब्दावली, न ही खोखली प्रेरणा। इसके बजाय, आप अपने शरीर और प्रकृति के बीच एक गहन, सम्मानपूर्ण संवाद पाएँगे—ऐसे मार्गदर्शको द्वारा जिसे वह स्वयं जीते हैं, जो वे सिखाते हैं।

यह केवल तनावग्रस्त लोगों के लिए मार्गदर्शिका नही है। यह उन सभी के लिए एक साथी है, जो अपने मन को पुनः संयोजित करना, अपनी ऊर्जा को नया करना और स्वाभाविक रूप से नियंत्रण पुनः प्राप्त करना चाहते हैं।

चाहे आप थकान से जूझते छात्र हों, सीमाओं पर खड़ा कोई पेशेवर, या समग्र कल्याण की खोज करने वाला साधक—यह पुस्तक आपको वहीं मिलेगी जहाँ आप हैं, और धीरे-धीरे आगे ले जाएगी।

मैं पूरे हृदय से इस शक्तिशाली कृति की अनुशंसा करती हूँ—केवल एक पाठ्य सामग्री के रूप में नहीं, बल्कि एक अभ्यास के रूप में। इन पृष्ठों को एक अधिक शांत, ऊर्जावान और जुड़े हुए जीवन की ओर आपके प्रारंभिक कदम बनने दें।

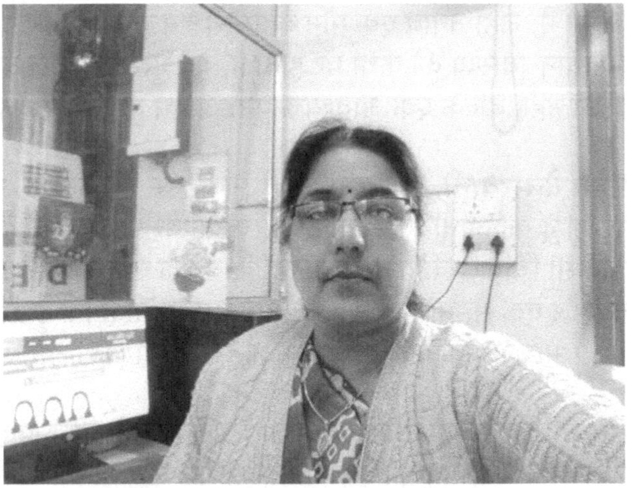

— डॉ. अल्का अग्रवाल

प्रोफ़ेसर एवं विभागाध्यक्ष, औषधि रसायन विभाग, आयुर्विज्ञान संस्थान – काशी हिन्दू विश्वविद्यालय, वाराणसी – 221005

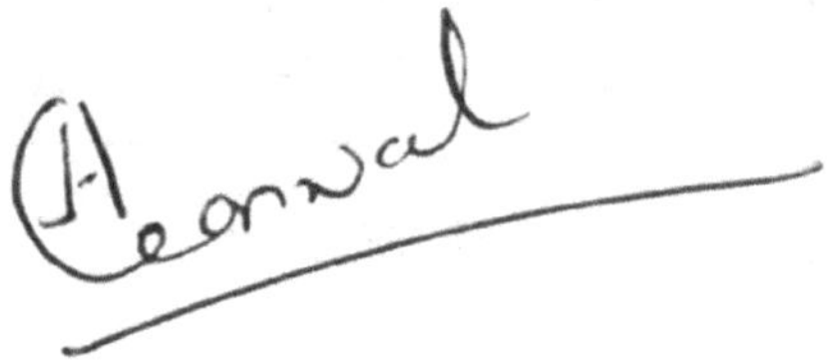

परिचय

व्यक्तिगत कहानी

"जिस दिन मुझे एहसास हुआ कि केवल दवाइयाँ पर्याप्त नहीं थीं"

मेरे हाथ काँप रहे थे जब मैंने रोगी को पर्ची थमाई। वह 40 वर्षीय वरिष्ठ बैंक अधिकारी थीं—लगातार सिरदर्द, सूजी हुई आँखें, बेचैन नींद और धीरे-धीरे बढ़ता वज़न।
"क्या यह मुझे ठीक कर देगा?" उन्होंने धीमे स्वर में पूछा।
मैंने अपना मुँह खोला, अपनी चिकित्सा शिक्षा का रटा-रटाया उत्तर देने के लिए—पर रुक गया।

मुझे ठीक-ठीक पता था कि वह कैसा महसूस कर रही थीं।

मैं भी उसी दौर से गुज़रा था।

तीन साल पहले, अपने बीएनवाईएस पाठ्यक्रम की इंटर्नशिप के दौरान, मैं भी एक प्राकृतिक चिकित्सा अस्पताल में थककर चूर हो गया था। सुबह 5 बजे से रात 9 बजे तक की लगातार ड्यूटी, और फिर आपातकालीन रात्रि सेवाएँ। मेरा निदान? गहन तनाव, लगातार सिर भारी रहना, अनिद्रा। विडम्बना स्पष्ट थी—एक भावी प्राकृतिक चिकित्सा चिकित्सक, उसी व्यवस्था से घायल हो रहा था, जिसका वह स्वयं हिस्सा बनने वाला था।

जो गोलियाँ मुझे दी गईं, उन्होंने दर्द को सुन्न तो कर दिया, लेकिन मुझे भीतर से खोखला बना दिया। तभी मेरे मित्र ने मुझसे कुछ ऐसे शब्द कहे, जिन्होंने सब बदल दिया:

"तुम लक्षणों का इलाज कर रहे हो। लेकिन तुम्हारा इलाज कौन कर रहा है?"

उनके मार्गदर्शन में मैंने रात को सिर से ठंडे पानी का स्नान किया, प्रतिदिन शीत जल डुबकी स्नान, 20 मिनट का गरम पाद स्नान। दोनों भोजन के बाद कच्चा प्याज़ खाया नींद सुधारने के लिए, प्रतिरक्षा शक्ति बढ़ाने हेतु शुद्ध शाकाहारी आहार लिया, और नाश्ते से पहले मैक्सिकन चिया के साथ सफेद

पेठे का रस पिया ताकि भोजन नली शुद्ध हो सके।
कुछ ही महीनों में मेरी अनिद्रा और गहन तनाव पूरी तरह समाप्त हो गए—किसी चमत्कारी दवा से नहीं, बल्कि अपने शरीर और मन के संवाद को नये ढंग से जोड़कर।

तभी मुझे एहसास हुआ: हमें गुमराह किया गया है।

हमें बताया जाता है कि तनाव “सामान्य” है, कि गोली खाना ही “सेल्फ-केयर” है, और प्राचीन उपचार “अवैज्ञानिक” हैं। पर क्या हो अगर हमारी थकान का असली उपचार दवाखानों में नहीं, बल्कि **भूली-बिसरी जड़ी-बूटियों और मानसिकता के बदलावों** में छिपा हो?

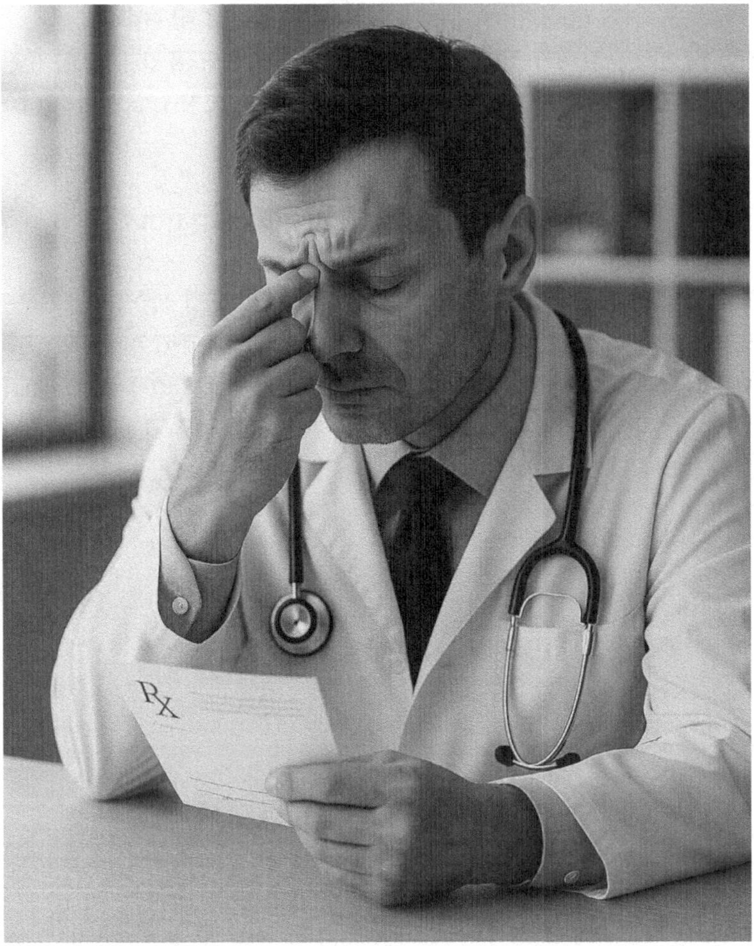

एक तनावग्रस्त डॉक्टर
पर्ची देखता हुवा

चौंकाने वाले तथ्य

"क्या आप जानते हैं कि..."

- अमेरिकी स्ट्रेस संस्थान के अनुसार, **90% डॉक्टर विज़िट्स तनाव-जनित बीमारियों से जुड़ी होती हैं।**
- लगातार तनाव आपके मस्तिष्क को सचमुच सिकोड़ देता है। **येल विश्वविद्यालय** के अध्ययनों से पता चलता है कि यह भावनाओं और निर्णय लेने को नियंत्रित करने वाले हिस्सों में ग्रे मैटर को घटा देता है।
- **हर 5 मौतों में से 1 का कारण सूजन है—और तनाव उसका सबसे बड़ा कारण है,** यह मानना है **हार्वर्ड मेडिकल स्कूल** का।

फिर भी आधुनिक चिकित्सा का उत्तर क्या है?
अधिक गोलियाँ। अधिक दुष्प्रभाव। अधिक निर्भरता।

पर अगर इलाज प्रयोगशाला में *इजाद* नहीं हुआ हो—बल्कि आपके *भीतर* छिपा हो तो?

सदियों से, प्राकृतिक चिकित्सक वह समझते आए हैं, जिसे विज्ञान अब प्रमाणित कर रहा है :
यदि आप अनुमति दें, तो आपका शरीर स्वयं को चंगा कर सकता है।

यह पुस्तक आपके पहले से बोझिल जीवन में कोई नया "टू-डू" जोड़ने के लिए नहीं है।
यह आपकी तनाव-प्रतिक्रिया को पुनः संयोजित करने के लिए है—ऐसी भूली-बिसरी बुद्धि से, जो आपकी जीवविज्ञान के साथ काम करती है, उसके विरुद्ध नहीं।

इस पुस्तक के अंत तक आप :

➢ तनाव को एक स्विच की तरह "बंद" करना सीखेंगे (एरोथेरेपी)।

➢ सूजन को स्वाभाविक रूप से उलट पाएँगे (जड़ी-बूटियाँ, उपवास और

सर्कैडियन रिद्म के उपाय)।

➢ तनाव के सामने फिर कभी खुद को असहाय महसूस नहीं करेंगे।

यह है **खंड 1**, क्योंकि उपचार वहीं से शुरू होता है जहाँ तनाव समाप्त होता है।

तो आइए आरंभ करें...

तनाव में मस्तिष्क

चिकित्सा के बाद मस्तिष्क

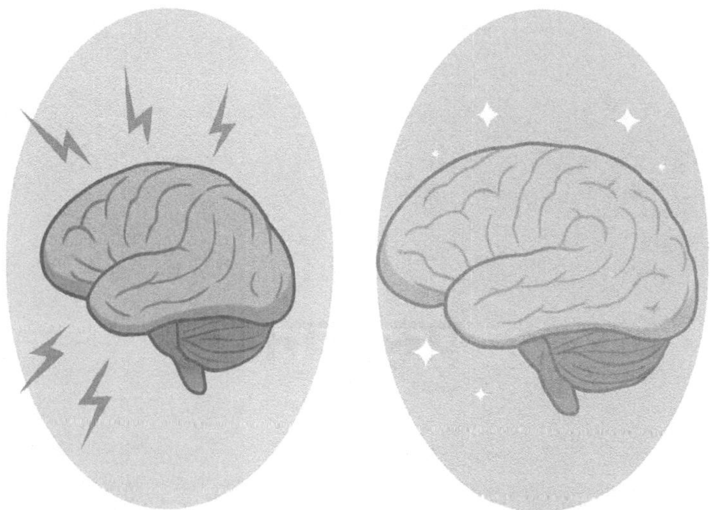

चित्र जिसमें तनाव में मस्तिष्क, छोटे आकार और कम ग्रे मैटर के साथ, चिकित्सा के बाद मस्तिष्क को दिखाया गया है, जो बड़े हुए आकार, स्वस्थ तंत्रिका संबंध, और चमकीलेपन में वृद्धि दर्शाता है।

प्रस्तावना

हम ऐसे संसार में जी रहे हैं जहाँ निरंतर व्यस्त रहना एक सम्मान का प्रतीक बन गया है, और तनाव को चुपचाप उत्पादकता के प्रमाण के रूप में सराहा जाने लगा है। लेकिन इस दौड़ के नीचे, हमारा शरीर धीमे से फुसफुसाता है, हमारी साँसें छोटी हो जाती हैं, और हमारा मन ठहराव के लिए तड़पता है। इसी असंतुलन के बीच मैंने अपना उद्देश्य और अपना मिशन पाया – आधुनिक जीवन को प्राचीन ज्ञान से पुनः जोड़ना और लोगों को उनके स्वाभाविक स्वास्थ्य और स्पष्टता की अवस्था में वापस मार्गदर्शन करना।

एक बीएनवाईएस चिकित्सक के रूप में मैंने प्रत्यक्ष रूप से देखा है कि योग, प्राकृतिक चिकित्सा और प्रकृति-आधारित उपचार केवल शरीर को ही नहीं, बल्कि पूरे मानसिक दृष्टिकोण को रीसेट करने में कितनी अद्भुत शक्ति रखते हैं। *नैचुरोपैथिक माइंडसेट* कोई सिद्धांत नहीं है – यह एक जीया हुआ अनुभव है। यह पुस्तक केवल लंबे समय से तनावग्रस्त लोगों या स्वभाव से जिज्ञासुओं के लिए नहीं है। यह उन सभी के लिए है जिन्होंने कभी बिना कारण थकान महसूस की है... बिना वजह चिंतित रहे हैं... या ऐसी आदतों में फँसे हैं जो चंगा करने के बजाय थका देती हैं।

यह केवल एक पुस्तक नहीं है। यह एक निमंत्रण है – धीमे होने का, गहरी साँस लेने का, और शोर के बिना यह याद करने का कि आप कौन हैं। मैंने इसे इस आशा के साथ लिखा है कि यह आपकी साथी बनेगी उन क्षणों में जब आप अभिभूत हों, आपके मार्गदर्शक बनेगी थकान के दौरान, और आपकी रोशनी बनेगी तब जब स्पष्टता दूर लगने लगे।

चाहे आप विद्यार्थी हों, अभिभावक, पेशेवर या केवल एक साधक – मैं आपको इस रूपांतरण की यात्रा में स्वागत करता हूँ। आइए, प्रकृति, विज्ञान और आत्म-जागरूकता को हमारा मार्गदर्शन करने दें।

सप्रेम,

डॉ. समीरदेव केसरवानी

बीएनवाईएस, लेखक एवं प्राकृतिक स्वास्थ्य मार्गदर्शक

भूमिका

एक समय था जब मैं मानता था कि तनाव केवल मनुष्य होने का एक हिस्सा है – महत्वाकांक्षा, प्रगति और अस्तित्व की स्वाभाविक कीमत। आखिरकार, मेरे चारों ओर हर कोई इसे अपनी दूसरी त्वचा की तरह ढोता हुआ प्रतीत होता था।
बेनिद्र रातें, निरंतर चिंता, थकान जिसे कैफ़ीन ने ढक रखा था... यह इतना सामान्य था कि लगभग स्वाभाविक सा लगता था।

लेकिन एक दिन, जब मैं बीस की उम्र से भी कम एक युवती रोगी के सामने बैठा था – जिसकी आँखों के नीचे गहरे काले घेरे थे, साँसें उथली थीं और हृदय बेचैनी से भरा हुआ था – तभी मुझे एक गहन सत्य का आभास हुआ:

हमने पीड़ा को सामान्य बना दिया है।
हमने भावनाओं को चिकित्सीय रोग बना दिया है।
हम यह भूल गए है कि उपचार कैसे करना है।

उस क्षण मुझे वे सिद्धांत याद आए जिन्हें मैंने एक प्राकृतिक चिकित्सक और योग विज्ञान स्नातक के रूप में पढ़ा, अभ्यास किया और जिया था। मुझे याद आया कि प्रकृति कभी जल्दी नहीं करती – फिर भी सब कुछ समय पर हो जाता है। कि शरीर की अपनी बुद्धि होती है और मन की अपनी लय – बशर्ते हम उन्हें सुनें।

यह पुस्तक उसी बोध से जन्मी है – और ऐसी ही अनगिनत अनुभूतियों से।
यह कोई पाठ्यपुस्तक नहीं है।
यह कोई उपदेश नहीं है।

यह तूफ़ान में एक कोमल आवाज़ है, जो आपको फिर से स्वयं तक ले जाने के लिए मार्गदर्शन करती है। यह प्राचीन ज्ञान और आधुनिक विज्ञान का संगम है, जिसे इस भ्रांति से मुक्त करने के लिए रचा गया है कि केवल दवा ही आपका उपचार कर सकती है।

इन पृष्ठों में आपको कथाएँ मिलेंगी, अभ्यास मिलेंगे और गहन किन्तु कोमल उपाय मिलेंगे – न केवल तनाव के लिए, बल्कि उस विच्छेदन के लिए भी जिसे तनाव अक्सर छुपा देता है। प्रत्येक पृष्ठ आपको गहरी साँस लेने, धीमे जीने और अपने भीतर पहले से विद्यमान उपचार शक्ति पर अधिक विश्वास करने के लिए आमंत्रित करता है।

शुरू करने से पहले, मैं आपको बस एक ही कार्य करने के लिए आमंत्रित करता हूँ:

ठहरिए।

धीरे-धीरे, सचेत श्वास लीजिए।

और स्वयं का स्वागत कीजिए – एक ऐसी यात्रा में, जो केवल जानकारी की नहीं, बल्कि रूपांतरण की है।

आपके पुनः आरंभ की शुरुआत में स्वागत है।

— डॉ. समीरदेव केसरवानी

बी.एन.वाई.एस., प्राकृतिक चिकित्सक एवं स्वास्थ्य मार्गदर्शक

समस्या

आधुनिक चिकित्सा तनाव का उपचार करने में क्यों असफल होती है

1. लक्षणों का उपचार, कारण का नहीं

- **उदाहरण:** एस.एस.आर.आई. (एंटीडिप्रेसेंट दवाएँ) सेरोटोनिन को बढ़ाती हैं, पर यह नहीं देखतीं कि तनाव क्यों बना रहता है (अत्यधिक कार्यभार, आघात, जैविक घड़ी का बाधित होना)।
- **परिणाम:** दवा बंद करने के बाद 50% रोगियों में तनाव फिर से लौट आता है (क्लिनिकल साइकियाट्री पत्रिका)।

2. "त्वरित गोली" मानसिकता का उल्टा असर

- **तथ्य:** बेंज़ोडायज़ेपीन (जैसे ज़ैनैक्स, वैलियम) अल्पकालिक रूप से चिंता घटाते हैं, लेकिन दीर्घकाल में डिमेंशिया का ख़तरा 50% तक बढ़ा देते हैं (ब्रिटिश मेडिकल जर्नल अध्ययन, 2020)।
- **क्यों?** ये स्नायु तंत्र को दबाते हैं, पर लचीलापन नहीं सिखाते।

3. तनाव केवल "मन में" नहीं होता

- **चिकित्सकीय कमी:** डॉक्टर प्रायः कॉर्टिसोल असंतुलन, आंत माइक्रोबायोम सम्बन्ध या दीर्घकालिक सूजन की जाँच नहीं करते—हालाँकि ये तनाव के सिद्ध कारण हैं (नेचर रिव्यूज़ न्यूरोसाइंस)।
- **परिणाम:** रोगियों को "चिंताग्रस्त" कहकर छोड़ दिया जाता है, बजाय इसके कि उन्हें हार्मोनल असंतुलन या ऑटोइम्यून कारणों के लिए जाँचा जाए।

4. लाभ, रोकथाम से ऊपर

- **चिकित्सकीय कमी:** एक सामान्य डॉक्टर हर रोगी पर औसतन केवल 7 मिनट खर्च करता है (एनल्स ऑफ़ इंटरनल मेडिसिन)—इस समय में मूल कारण ढूँढना असंभव है।
- **दवा उद्योग का प्रभाव:** चिंता-रोधी दवाओं पर होने वाले 70% क्लिनिकल परीक्षण फ़ार्मा उद्योग द्वारा वित्तपोषित होते हैं (जर्नल ऑफ़ द अमेरिकन मेडिकल एसोसिएशन अध्ययन), जिससे समाधान गोलियों की ओर झुक जाते हैं।

5. शरीर पर निर्भरता बढ़ना

- **रिबाउंड प्रभाव:** नींद की गोलियाँ (जैसे एंबियन) प्राकृतिक नींद चक्र को बाधित करती हैं, जिससे लंबे समय में अनिद्रा और बढ़ जाती है (नेशनल इंस्टिट्यूट्स ऑफ़ हेल्थ रिपोर्ट)।
- **छिपा हुआ नुकसान:** तनाव हेतु दी जाने वाली बीटा-ब्लॉकर्स रक्तचाप घटाते हैं, पर थकान और अवसाद बढ़ाते हैं (मेयो क्लिनिक)।

आधुनिक चिकित्सा तनाव का उपचार करने में क्यों असफल होती है

1 लक्षणों का इलाज, कारण का नहीं

एंटीडिप्रेसेंट सेरोटोनिन बढ़ाते हैं, पर यह नहीं देखते कि तनाव क्यों बना रहता है।

2 **'फौरन गोली' वाली मानसिकता**

चिंता-रोधी दवाएँ थोड़े समय के लिए शांति देती हैं, पर दीर्घकालिक लचीलापन नहीं बनातीं।

3 तनाव सिर्फ 'मन में' नहीं

हार्मोन, आँत-माइक्रोबायोम और सूजन जैसे कारण अक्सर नज़रअंदाज़ रह जाते हैं।

4 रोकथाम से ज़्यादा लाभ को प्राथमिकता

तनाव-चिकित्सा में मूल-कारण ढूँढ़ने की कमी; दवा-आधारित समाधान अधिक लाभदायक समझे जाते हैं।

5 शरीर निर्भर हो जाता है

नींद की गोलियाँ और β-ब्लॉकर्स अपने ही दीर्घकालिक दुष्प्रभाव पैदा कर सकते हैं।

बढ़ता हुआ तनाव / तनाव दर

"क्यों है हर कोई इतना तनावग्रस्त? (आँकड़े झूठ नहीं बोलते)"

1) बर्नआउट की लहर

- **83%** कर्मचारी विश्वभर में प्रतिदिन तनावग्रस्त होने की बात कहते हैं (गैलप, 2023)।
- केवल अमेरिका में ही तनाव से व्यवसायों को उत्पादकता में **300 अरब डॉलर** का वार्षिक नुकसान होता है (अमेरिकन साइकोलॉजिकल एसोसिएशन)।

2) जनरेशन ज़ी और मिलेनियल्स डूबते हुए

- **56%** युवा वयस्क लगातार तनाव की शिकायत करते हैं, जो किसी भी अन्य पीढ़ी से अधिक है (अमेरिकन साइकियाट्रिक एसोसिएशन)।
- **क्यों?** छात्र ऋण, सोशल मीडिया का दबाव, और "हसल संस्कृति" उनकी स्नायु प्रणाली को थका रही है।

तनाव के आँकड़े

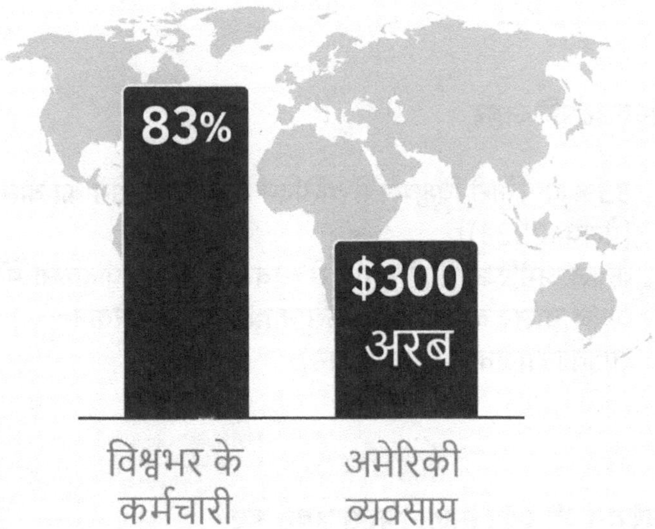

विश्वभर के 83% कर्मचारी कहते हैं कि वे प्रतिदिन तनावग्रस्त रहते हैं
(गैलप, 2023)।

अमेरिका में, तनाव से व्यवसायों को हर वर्ष $300 अरब डॉलर का नुकसान होता है
(अमेरिकन साइकोलॉजिकल एसोसिएशन)।

3) तनाव हमें मार रहा है

- 40 वर्ष से कम आयु के लोगों में दिल के दौरे **2020 के बाद 30% तक बढ़े हैं**, और इसका कारण तनाव है, कोलेस्ट्रॉल नहीं (जर्नल ऑफ़ द अमेरिकन कॉलेज ऑफ़ कार्डियोलॉजी)।
- हर 3 में से 1 डॉक्टर विज़िट का कारण तनाव-जनित सिरदर्द, अनिद्रा या पाचन समस्याएँ होती हैं (मायो क्लिनिक)।

4) तकनीक = नया तनाव ईंधन

- काम के बाद ईमेल जाँचना कॉर्टिसोल (तनाव हार्मोन) को उतना ही बढ़ा देता है जितना एक कार दुर्घटना से बाल-बाल बचना (यूनिवर्सिटी ऑफ़ कैलिफ़ोर्निया अध्ययन)।
- **75% लोग** चिंता के कारण "फ़ैंटम फ़ोन वाइब्रेशन" महसूस करते हैं (नेशनल इंस्टिट्यूट्स ऑफ़ हेल्थ)।

5) बच्चे भी सुरक्षित नहीं

- **45% किशोर** कहते हैं कि तनाव उन्हें चिड़चिड़ा या उदास बना देता है (प्यू रिसर्च)।
- अब होमवर्क का तनाव प्राथमिक विद्यालय के बच्चों में पैनिक अटैक उत्पन्न कर रहा है (चाइल्ड माइंड इंस्टिट्यूट)।

बड़ी तस्वीर

हम 24/7 नोटिफ़िकेशन, आर्थिक डर और "गिरने तक मेहनत करो" जैसी जीवनशैली के लिए बने ही नहीं हैं।

तनाव कोई व्यक्तिगत असफलता नहीं है—यह आधुनिक जीवन की डिज़ाइन में खामी है।

प्राकृतिक उपचार के पीछे का विज्ञान

प्राकृतिक चिकित्सा पर शोध

क्या आप जानते हैं कि तनाव आपकी नींद, मनोदशा और ऊर्जा को कैसे बिगाड़ देता है?
तो, शोध बताता है कि **प्राकृतिक चिकित्सा (नेचुरल हीलिंग)** आपके शरीर की तनाव प्रतिक्रिया को पुनः संतुलित कर सकती है—**बिना दवा, बिना दुष्प्रभाव**।
यहाँ जानिए कैसे:

1) पौधे > गोलियाँ

- **लेमन बाम और कैमोमाइल चाय** आपकी नसों को उतनी ही शांति देती हैं जितनी हल्की एंटी-एंग्ज़ायटी दवाएँ—लेकिन लत के जोखिम के बिना (फ़ाइटोथेरपी रिसर्च, 2020)।
- **अश्वगंधा** (एक शाकाहारी एडैप्टोजन) 6 सप्ताह में कॉर्टिसोल (तनाव हार्मोन) को **30% तक कम करता है** (जर्नल ऑफ़ एविडेंस-बेस्ड मेडिसिन)।

2) भोजन सुधारता है आपकी मनोदशा

- **मैग्नीशियम-समृद्ध भोजन** (हरी पत्तेदार सब्ज़ियाँ, मेवे, कद्दू के बीज) चिंता कम करते हैं, क्योंकि तनाव आपके मैग्नीशियम भंडार को घटा देता है (न्यूट्रिएंट्स जर्नल, 2017)।
- **प्रोबायोटिक खाद्य पदार्थ** (सॉरक्रॉट, नारियल योगर्ट) आपके आँतों को ठीक करते हैं—और आँतों का स्वास्थ्य सीधे तनाव और अवसाद से जुड़ा हुआ है (हार्वर्ड मेडिकल स्कूल)।

आंत–मस्तिष्क संबंध

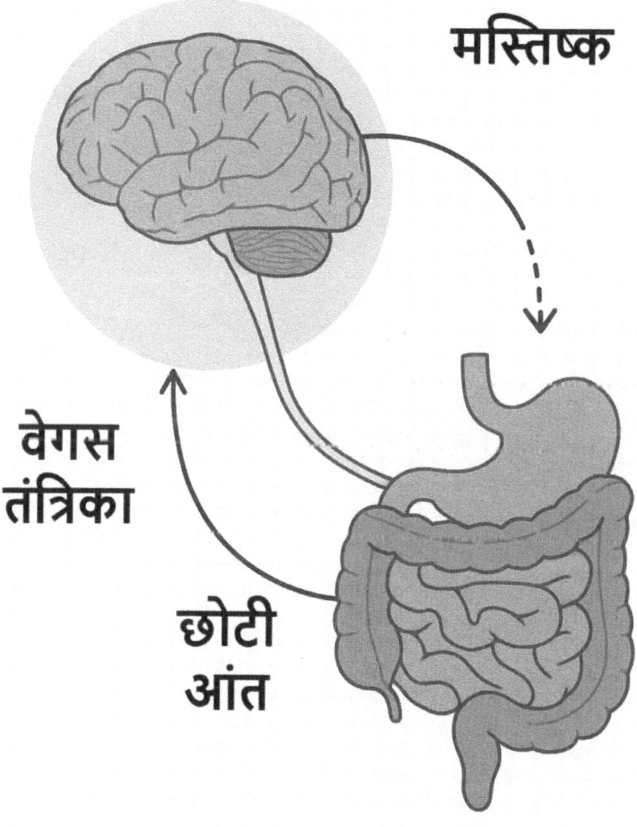

3) जल-चिकित्सा = तुरंत शांति

- ठंडे शॉवर (30 सेकंड) तनाव हार्मोन को घटाते हैं और डोपामाइन को बढ़ाते हैं (एन.सी.बी.आई. अध्ययन)।
- गुनगुने पानी + एप्सम साल्ट में पैर भिगोना मात्र 10 मिनट में आपकी स्नायु प्रणाली को आराम देता है (जर्नल ऑफ़ फ़िज़ियोलॉजिकल एंथ्रोपोलॉजी)।

ठंडा स्नान / जल-चिकित्सा

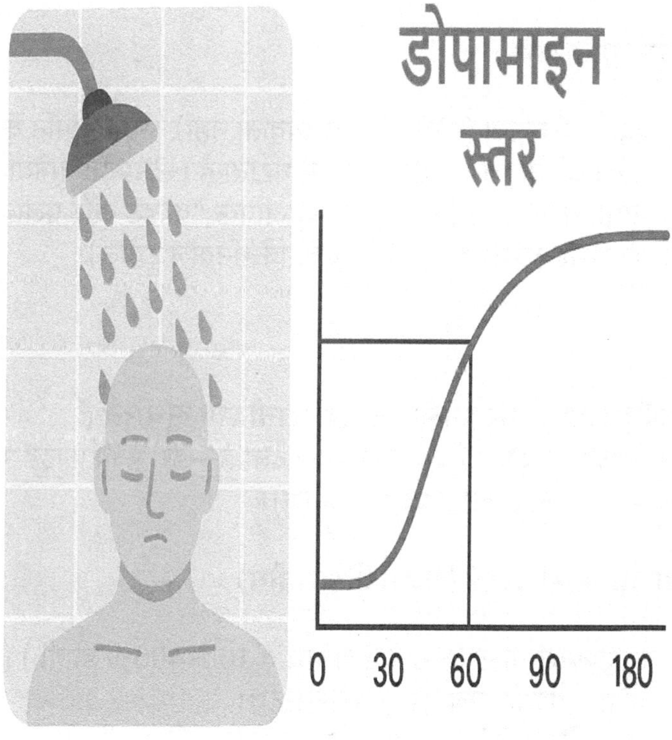

4) नींद पुनर्स्थापन (बिना दवा के)

- सुबह 10 बजे से पहले धूप लेना आपके शरीर की आंतरिक घड़ी को पुन: संतुलित करता है—अध्ययनों से पता चलता है कि यह आपकी नींद हार्मोन को संतुलित कर रात की चिंता को आधा कर सकता है (स्लीप मेडिसिन रिव्यूज़, 2020)।
- सोने से पहले 1 घंटा बिना स्क्रीन = नींद की गोलियों से भी गहरी नींद (यूनिवर्सिटी ऑफ़ ह्यूस्टन)।

5) प्रभावी गतिविधि

- प्रकृति में चलना (जिम की आवश्यकता नहीं) तनाव हार्मोन को शहरी चलने की तुलना में 20% तेज़ी से घटाता है (स्टैनफ़ोर्ड यूनिवर्सिटी)।
- धीमी, गहरी श्वास (5 मिनट/दिन) आपके "फ़ाइट-ऑर-फ़्लाइट" मोड को रीसेट करती है (एन.आई.एच. क्लिनिकल ट्रायल)।

6) विटामिन B12 और फोलेट आपकी मनोदशा सुधारते हैं

कम B12 अवसाद का जोखिम दोगुना कर देता है—इसे फ़ोर्टिफ़ाइड भोजन या सप्लीमेंट्स से ठीक करें (न्यूट्रिशन जर्नल)।

फ़ोर्टिफ़ाइड खाद्य पदार्थ (सबसे विश्वसनीय)

- न्यूट्रिशनल यीस्ट (1–2 बड़े चम्मच = 100–400% डी.वी.) (जर्नल ऑफ़ एग्रीकल्चरल एंड फ़ूड केमिस्ट्री)।
- प्लांट मिल्क (जैसे सोया/बादाम: 1 कप = 50% डी.वी.) (यूरोपियन जर्नल ऑफ़ न्यूट्रिशन)।
- ब्रेकफ़ास्ट सीरियल (लेबल देखें—कुछ प्रति सर्विंग 100% डी.वी. प्रदान करते हैं) (अमेरिकन जर्नल ऑफ़ क्लिनिकल न्यूट्रिशन)।

सप्लीमेंट्स (अधिकतर शाकाहारियों के लिए आवश्यक)

- सायनोकोबालामिन (सस्ता, स्थिर, प्रभावी सिद्ध) या मिथाइलकोबालामिन (सक्रिय रूप, कुछ आनुवंशिक प्रकारों के लिए बेहतर) (न्यूट्रिएंट्स जर्नल, 2020)।
- खुराक: 50–100 माइक्रोग्राम प्रतिदिन या 2,000 माइक्रोग्राम साप्ताहिक (एन.आई.एच. दिशानिर्देश)।

7) ओमेगा-3 आपके मस्तिष्क को शांत करता है

अलसी के बीज और अखरोट तनाव हार्मोन को उतनी ही प्रभावी ढंग से घटाते हैं जितनी कुछ दवाएँ (ब्रेन, बिहेवियर एंड इम्युनिटी)।

8) ठंडे कमरे में सोना

18° C (64° F) तापमान नींद को गहरा करता है और तनाव को कम करता है—किसी दवा की आवश्यकता नहीं (जर्नल ऑफ़ फ़िज़ियोलॉजिकल एंथ्रोपोलॉजी)।

9) हँसी (मज़ाक नहीं!)

झूठी हँसी भी 10 मिनट तक आपके मस्तिष्क को धोखा देकर तनाव कम कर देती है (अमेरिकन जर्नल ऑफ़ लाइफ़स्टाइल मेडिसिन)।

10) सूर्यास्त के बाद भोजन बंद करें

रात में देर से खाना कॉर्टिसोल को बढ़ा देता है—जल्दी रात का भोजन तनाव को 25% तक घटाता है (ओबेसिटी जर्नल)।

मूल सिद्धांत

शुद्धिकरण

क्या आप उस भारीपन और धुंधलेपन वाली अनुभूति को जानते हैं जब तनाव लगातार बढ़ता है?
वह केवल “आपके दिमाग में” नहीं है—वह असली विषाक्त पदार्थ हैं जो आपके मूड, ऊर्जा और यहाँ तक कि हार्मोन को भी बिगाड़ते हैं।

लेकिन “शुद्धिकरण” का अर्थ खुद को भूखा रखना या अजीब जूस पीना नहीं है।
इसका मतलब है अपने शरीर को वही करने में मदद करना जिसके लिए वह बना है: **सफाई करना**।
यह है विज्ञान, सरल भाषा में: **तनाव के लिए शुद्धिकरण? यह ऐसे काम करता है**

1) तनाव = विषाक्त संचय

- जब आप तनाव में होते हैं, आपका शरीर अतिरिक्त कॉर्टिसोल (तनाव हार्मोन) बनाता है। इसकी अधिकता = सुस्त यकृत, जिसका मतलब है कि विषाक्त पदार्थ लंबे समय तक बने रहते हैं (जर्नल ऑफ़ एंडोक्राइनोलॉजी)।
- क्या कभी आपने तनावपूर्ण दिन के बाद थकान महसूस की है? उसका एक कारण यह है कि तनाव आपके रक्त को अपशिष्ट उत्पादों (जैसे लैक्टिक अम्ल) से भर देता है जिन्हें आपकी किडनी और यकृत को साफ़ करना होता है (एन.आई.एच. अध्ययन)।

2) 3-स्टेप तनाव शुद्धिकरण (कोई पागलपन भरे डाइट नहीं)

स्टेप 1: ऐसे हाइड्रेट करें जैसे यह आपका काम हो

- पानी + नींबू (या खीरा) आपके यकृत को विषाक्त पदार्थों को **2 गुना तेज़ी से बाहर निकालने** में मदद करता है (वर्ल्ड जर्नल ऑफ़ गैस्ट्रोएंटरोलॉजी)।
- हर्बल चाय (डैंडेलियन, पुदीना) बिना कठोर रेचक के विषाक्त पदार्थों को धीरे-धीरे बाहर निकालती हैं।

स्टेप 2: परम सफाई दल जैसा भोजन खाएँ

- क्रूसिफ़ेरस सब्ज़ियाँ (ब्रोकोली, केल) में सल्फ़ोराफ़ेन होता है—एक यौगिक जो आपके कोशिकाओं से विषाक्त पदार्थों को बाहर निकालने के लिए मजबूर करता है (जॉन्स हॉपकिन्स रिसर्च)।
- लहसुन और प्याज़ (हाँ, सचमुच!) भारी धातुओं (जैसे प्रदूषण से मिलने वाला पारा) से बंध जाते हैं और उन्हें बाहर निकाल देते हैं (बायोमेडिकल रिसर्च जर्नल)।

यकृत शुद्धिकरण

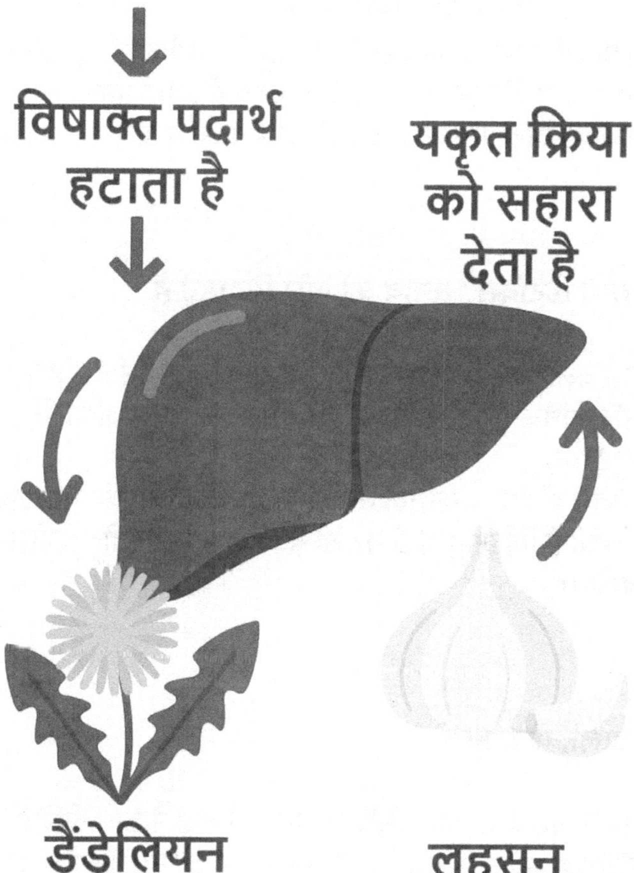

स्टेप 3: पसीना बहाइए (आलसी तरीका)

- सॉना या गर्म स्नान आपके शरीर से सीसा, बी.पी.ए. (प्लास्टिक के विष) और कॉर्टिसोल को पसीने के ज़रिए बाहर निकालता है (एनवायरनमेंटल हेल्थ पर्सपेक्टिव्स)।
- सिर्फ़ 20 मिनट पैदल चलना भी आपके लसीका तंत्र (आपके शरीर का "सीवर सिस्टम") को सक्रिय करता है ताकि तनाव से बने अपशिष्ट बाहर निकल सकें (यूनिवर्सिटी ऑफ़ इलिनॉय अध्ययन)।

3) क्यों "क्रैश डिटॉक्स" तनाव को और बिगाड़ते हैं

- जूस क्लीनज़? ये अक्सर रक्त शर्करा को बढ़ा देते हैं, जिससे आप और अधिक चिंतित हो जाते हैं (अमेरिकन जर्नल ऑफ़ क्लिनिकल न्यूट्रिशन)।
- भोजन छोड़ना = अधिक कॉर्टिसोल, क्योंकि आपका मस्तिष्क सोचता है कि आप भूखे मर रहे हैं (साइकोन्यूरोएंडोक्राइनोलॉजी जर्नल)।

4) लिख डालो, फेंक डालो

अपनी चिंताओं को कागज़ पर लिखिए और उसे कूड़े में डाल दीजिए—आपका मस्तिष्क संकेत ले लेता है और छोड़ देता है (साइकोलॉजी टुडे हैक)।

5) नींद = रातोरात शुद्धिकरण

- आधी रात से पहले की नींद देर रात की नींद की तुलना में तनाव के विषाक्त पदार्थों को **2 गुना अधिक** हटाती है (नेचर जर्नल अध्ययन)।

वास्तविक उपाय?

शुद्धिकरण कोई एक बार करने वाली प्रक्रिया नही है—यह **दैनिक आदतें** हैं जो तनाव के कचरे को इकट्ठा होने से रोकती हैं।
इसे ऐसे समझिए जैसे घर में बदबू फैलने से पहले रोज़ कचरा बाहर फेंकना।

आहार

आइए सीधी बात करते हैं: **आप क्या खाते हैं, यह सीधे नियंत्रित करता है कि आप कितना तनाव महसूस करते हैं।**
कोई जादुई गोली नहीं—सिर्फ़ चम्मच, कांटा और सच्चा विज्ञान।
यहाँ पूरा सच है:

1) चीनी = तनाव की पेट्रोल

- तथ्य: मीठे खाद्य पदार्थ खाने से **30 मिनट के भीतर कॉर्टिसोल (तनाव हार्मोन)** बढ़ जाता है (जर्नल ऑफ़ क्लिनिकल एंडोक्राइनोलॉजी एंड मेटाबॉलिज़्म)।
- और भी बुरा: अत्यधिक चीनी वाला आहार मस्तिष्क का वह हिस्सा छोटा कर देता है जो तनाव को नियंत्रित करता है (नेचर साइंटिफ़िक रिपोर्ट्स)।
- समाधान: सोडा की जगह नींबू वाला स्पार्कलिंग वॉटर पीजिए। आपकी अधिवृक्क ग्रंथियाँ आपको धन्यवाद देंगी।

2) मैग्नीशियम: प्राकृतिक शांति देने वाला खनिज

- लगभग **80% लोग मैग्नीशियम की कमी** से जूझते हैं—और तनाव इसे और तेज़ी से घटा देता है (एन.आई.एच. अध्ययन)।
- शीर्ष शाकाहारी स्रोत:
    - गहरी हरी पत्तेदार सब्ज़ियाँ (पालक, केल)
    - कद्दू के बीज (¼ कप = 50% दैनिक आवश्यकता)
    - डार्क चॉकलेट (हाँ, सचमुच—बस 70%+ कोको वाली चुनें)।

3) आपकी आँत = आपका दूसरा मस्तिष्क

- लगभग **70% सेरोटोनिन (आपका "खुशी वाला रसायन") आँतों में ही बनता है** (यू.सी.एल.ए. रिसर्च)।
- प्रोबायोटिक खाद्य पदार्थ (सॉरक्रॉट, नारियल दही, मिसो) चिंता को उतनी ही प्रभावी ढंग से कम करते हैं जितनी कुछ दवाएँ (ब्रिटिश जर्नल ऑफ़ न्यूट्रिशन)।
- आसान उपाय: रोज़ 1 किण्वित भोजन खाएँ। आपका माइक्रोबायोम तनाव-राहत का उत्सव मनाएगा।

4) ओमेगा-3: तनाव से बचाव का मस्तिष्क कवच

- जिन लोगों के शरीर में ओमेगा-3 का स्तर अधिक होता है, वे तनाव को **50% बेहतर** तरीके से संभालते हैं (ब्रेन, बिहेवियर एंड इम्युनिटी जर्नल)।
- भरोसेमंद स्रोत:
  - अलसी के बीज (पीसकर खाएँ —संपूर्ण बीज शरीर पचा नहीं सकता)
  - अखरोट (एक मुट्ठी = दैनिक खुराक)
  - एल्गल ऑयल (शैवाल-आधारित डी.एच.ए.)।

5) कैफ़ीन: दोस्त भी, दुश्मन भी

- दिन में 2+ कॉफ़ी कॉर्टिसोल को **25% तक बढ़ा देती है**—भले ही आपको "बेचैनी" महसूस न हो (साइकोसोमैटिक मेडिसिन)।
- समझदारी भरा विकल्प: **माचा चाय** (शांत ऊर्जा + एल-थीनिन = तनाव बफ़र)।

स्वर्णिम नियम

प्रोसेस्ड भोजन = नकली ईंधन।
प्राकृतिक भोजन (पौधे, बीज, किण्वित चीज़ें) = आपके शरीर का असली **एंटी-स्टेस टूलकिट**।

6) विटामिन C = तनाव कवच

- तथ्य: जिन छात्रों ने विटामिन C (शिमला मिर्च, कीवी से) लिया, उन्होंने परीक्षा के दौरान **50% कम तनाव** महसूस किया (पाकिस्तान जर्नल ऑफ़ बायोलॉजिकल साइंसेज़)।
- समाधान: नाश्ते में लाल शिमला मिर्च की स्ट्रिप्स खाइए।

तनाव-रोधी आहार थाली

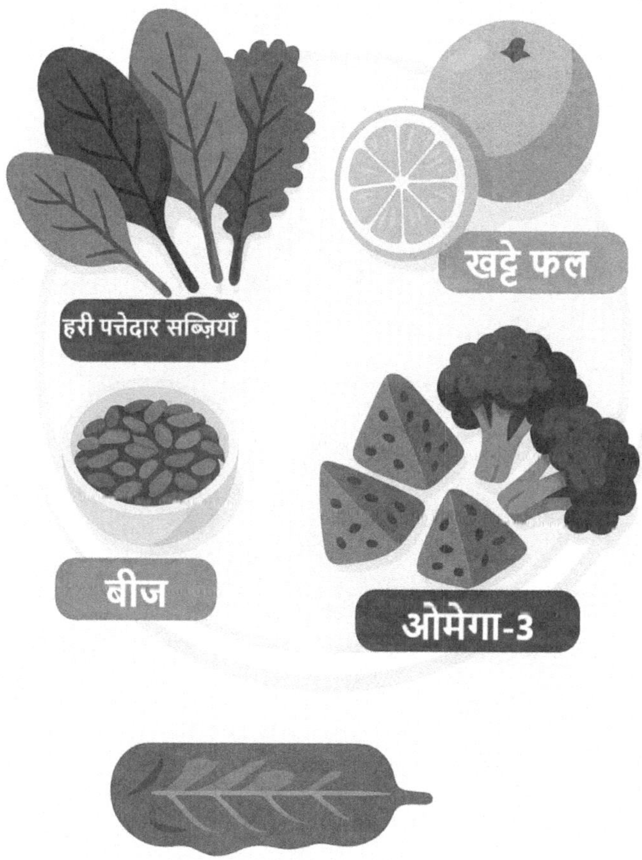

7) प्रोटीन आपको स्थिर बनाए रखता है

- तथ्य: **कम प्रोटीन वाला आहार दोपहर तक कॉर्टिसोल को 15% तक बढ़ा देता है** (न्यूट्रिशन जर्नल)।
- समाधान: हर भोजन में **दाल, टोफू या क्विनोआ** शामिल करें = ऊर्जा में गिरावट नहीं होगी।

हर्बल उपचार

सच्चाई यह है कि जब तनाव आता है, तो हममें से अधिकांश लोग कॉफ़ी, जंक फ़ूड या मोबाइल स्क्रॉलिंग की ओर भागते हैं।
लेकिन क्या हो अगर पौधे आपकी नसों को **फ्रैपुचीनो या डूम-स्क्रॉलिंग** से भी बेहतर शांत कर सकें?

यहाँ शीर्ष शोध क्या कहते हैं:

1) लैवेंडर: तुरंत शांति का बटन

- लैवेंडर ऑयल को सूंघने से चिंता उतनी ही कम होती है जितनी **0.5 मि.ग्रा. ज़ैनैक्स** लेने से होती है—लेकिन बिना किसी नींद लाने वाले असर के (फ्रंटियर्स इन बिहेवियरल न्यूरोसाइंस, 2022)।
- प्रो टिप: बैग में रोलर बॉल रखें—पैनिक वाले क्षणों (ट्रैफ़िक जाम, वर्क मेल्टडाउन) में तुरंत काम आएगा।

2) पैशनफ़्लावर: रात का तनाव मिटाने वाला

- सोने से पहले पैशनफ़्लावर की चाय वैलियम जैसी असर करती है—लेकिन सुबह सुस्ती नहीं (जर्नल ऑफ़ क्लिनिकल फ़ार्मेसी एंड थेरेप्यूटिक्स)।
- क्यों? यह गामा-अमीनोब्यूटिरिक अम्ल (आपके मस्तिष्क का "शांत कराने वाला रसायन") को बढ़ाता है।

3) तुलसी (होली बेसिल): सर्वश्रेष्ठ एडैप्टोजन

- रोज़ाना 1 कप तुलसी चाय 6 हफ़्तों में तनाव हार्मोन को **39% तक कम करती है** (एविडेंस-बेस्ड कॉम्प्लिमेंटरी मेडिसिन)।

- बोनस: यह शुगर क्रेविंग भी घटाती है (तनाव-भोजन का सबसे बड़ा दुश्मन)।

4) वेलेरियन रूट: प्रकृति की नींद स्विच

- 300 मि.ग्रा. का अर्क अनिद्रा को एंबियन से बेहतर दूर करता है—और बिना अजीब स्लीपवॉकिंग साइड इफ़ेक्ट्स (स्लीप मेडिसिन रिव्यूज़)।
- चेतावनी: इसकी गंध गंदे मोज़ों जैसी होती है... लेकिन असर क़ीमती है।

5) लेमन बाम: दिमाग़ी धुंध हटाने वाला

- 1 पत्ता चबाने से ध्यान तेज़ होता है और तनाव सिर्फ़ 1 घंटे में घटता है (जर्नल ऑफ़ साइकोफ़ार्माकोलॉजी)।
- जीनियस हैक: इसे अपनी किचन में उगाएँ (यह पौधा आसानी से नहीं मरता)।

6) रोडिओला: बर्नआउट का इलाज

- असर: थकान और तनाव को **40% तक कम करता है** (फ़ाइटोथेरपी रिसर्च)।
- उपयोग: सुबह 200 मि.ग्रा. अर्क लें (कोई कैफ़ीन क्रैश नहीं!)।

7) ग्रीन टी (एल-थीनिन): एक प्याली में ज़ेन

- असर: **30 मिनट में अल्फ़ा ब्रेन वेव्स (यानी "मेडिटेशन मोड")** बढ़ाता है (न्यूट्रिशनल न्यूरोसाइंस)।
- उपयोग: रोज़ 1 कप पिएँ (डिकैफ़ भी काम करता है!)।

तनाव मुक्ति के लिए 8 जड़ी-बूटियाँ

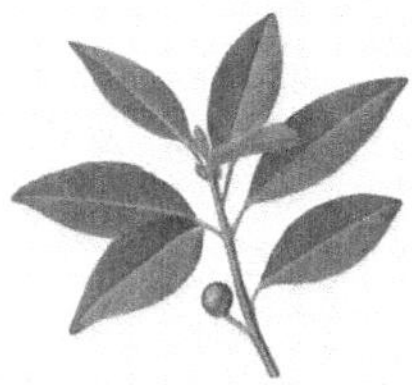

अश्वगंधा

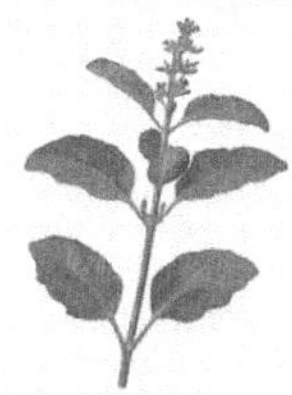

तुलसी

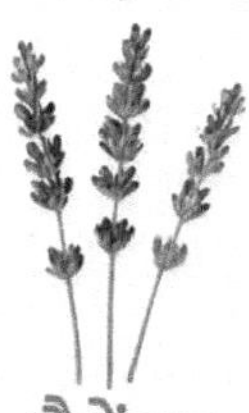

लैवेंडर

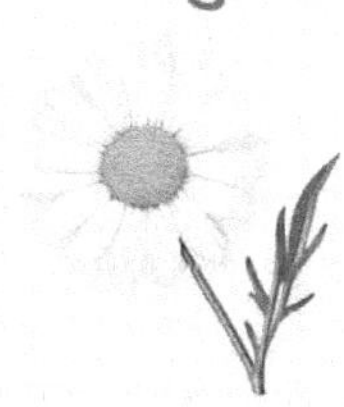

कैमोमाइल

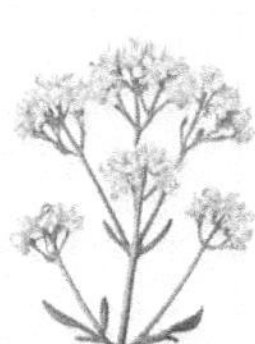

वेलेरियन

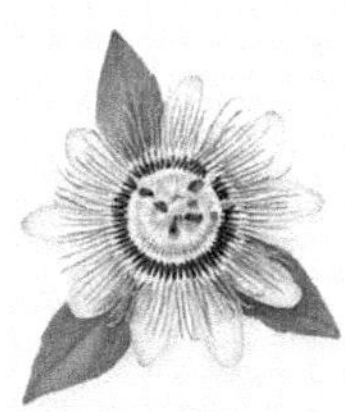

पैशनफ़्लावर

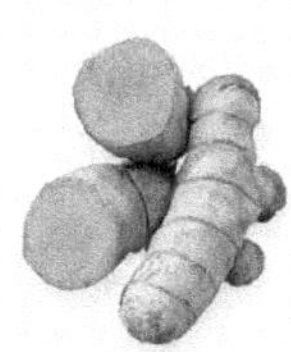

हल्दी

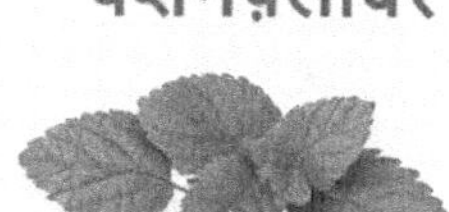

लेमन बाम

सबसे अच्छी बात?

ये “शायद काम करें” वाले उपचार नहीं हैं—इन्हें यूरोप में डॉक्टर लिखते हैं (जर्मनी का **कमिशन ई** इन्हें **चिंता** के लिए स्वीकृति देता है)। न कोई लैब जाँच, न कोई पर्ची—बस ऐसे औषधीय पौधे, जो हमें चंगा करने के लिए स्वाभाविक रूप से विकसित हुए हैं।

चरण-दर-चरण उपचार योजना

दैनिक दिनचर्या

दैनिक तनाव घटाने वाली दिनचर्या

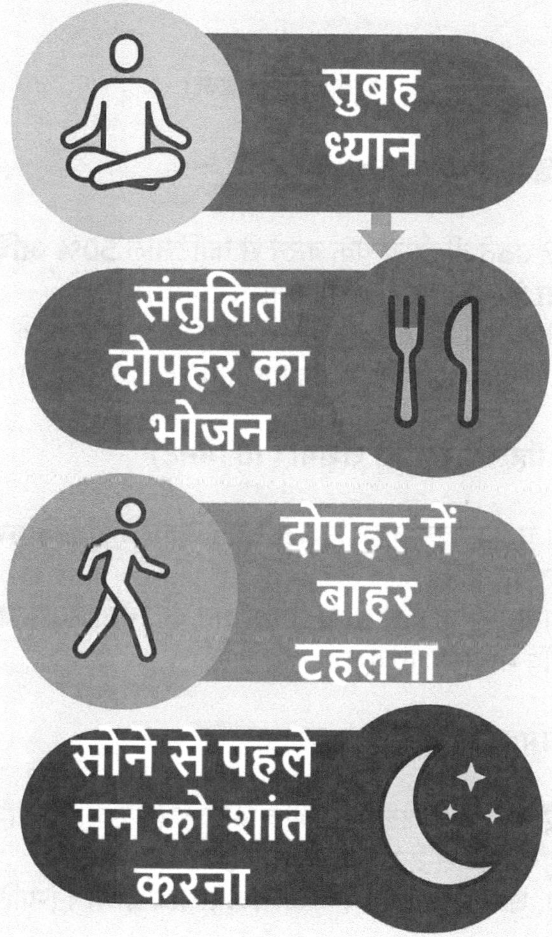

पूरी ज़िंदगी बदले बिना शांत महसूस करना चाहते हैं?

यह सरल **दैनिक दिनचर्या** आज़माएँ—शीर्ष शोधकर्ताओं द्वारा प्रमाणित, जो सिर्फ़ **एक सप्ताह में तनाव को पुनः संतुलित कर सकती है।**

सुबह (6–8 बजे)

1) फ़ोन के बिना जागें (5 मिनट)

- क्यों? उठते ही ईमेल चेक करने से कॉर्टिसोल **50% अधिक बढ़ जाता है** (यूनिवर्सिटी ऑफ़ पेनसिल्वेनिया)।
- इसके बजाय यह करें: स्ट्रेच करें, मुस्कुराएँ और कमरे के तापमान का एक गिलास पानी पिएँ—यह पाचन की शुरुआत करेगा।

2) स्क्रीन से पहले सूरज की रोशनी (10 मिनट)

- बिना चश्मा पहने बाहर निकलें—यह आपकी **सर्केडियन रिद्म** को रीसेट करता है।
- अध्ययन: सुबह की रोशनी लेने से रात की चिंता **30% कम होती है** (स्लीप मेडिसिन रिव्यूज़)।

3) मैग्नीशियम-युक्त नाश्ता

- खाएँ: ओट्स + अलसी के बीज + केला (ये सभी मैग्नीशियम से भरपूर हैं, जिसे तनाव कम करता है)।
- शोध: **कम मैग्नीशियम = अधिक तनाव हार्मोन** (न्यूट्रिएंट्स जर्नल)।

दिन में (9 बजे–5 बजे)

4) 20-20-20 कार्य नियम

- हर 20 मिनट में, 20 फीट दूर किसी वस्तु को 20 सेकंड तक देखें।
- क्यों? यह "स्क्रीन एपनिया" (काम करते समय अनजाने में सांस रोकना) को रोकता है—जो तनाव बढ़ाता है (हार्वर्ड हेल्थ)।

5) दोपहर का भोजन = हरी पत्तेदार सब्ज़ियाँ + चना

- पालक और दालें आपके मस्तिष्क में गामा-अमीनोब्यूटिरिक अम्ल (शांति देने वाला रसायन) को बढ़ाती हैं (जर्नल ऑफ़ न्यूरोसाइंस)।

6) 2-मिनट का तनाव निवारण

- गुनगुनाएँ (जैसे "ॐऽऽऽ") 2 मिनट तक—यह आपकी वेगस तंत्रिका को सक्रिय करता है और दिल की धड़कन धीमी करता है (फ़्रंटियर्स इन साइकोलॉजी)।

शाम (6–10 बजे)

7) डिजिटल सूर्यास्त (सोने से 1 घंटा पहले)

- स्क्रीन न देखने से रात का तनाव **73% कम** हो जाता है (यूनिवर्सिटी ऑफ़ ह्यूस्टन)।
- इसके बजाय: किताब पढ़ें, हल्का स्ट्रेच करें, या परिवार से बातें करें।

8) एप्सम साल्ट पैर स्नान (15 मिनट)

- गुनगुना पानी + ½ कप एप्सम साल्ट = तुरंत स्नायु शिथिलता (जर्नल ऑफ़ फ़िज़ियोलॉजिकल एंथ्रोपोलॉजी)।

9) ठंडे, अंधेरे कमरे में नींद

- 18° सेल्सियस (65° फ़ारेनहाइट) कमरे का तापमान = गहरी और अधिक पुनर्स्थापित करने वाली नींद (नेशनल स्लीप फ़ाउंडेशन)।

बोनस: वीकेंड तनाव शुद्धिकरण

- **शनिवार:** जंगल में सैर—सिर्फ़ 15 मिनट में कॉर्टिसोल 16% अधिक घटता है बनिस्बत शहर में चलने के (स्टैनफ़ोर्ड अध्ययन)।
- **रविवार:** 10 मिनट तक हँसें—यह एंडॉर्फ़िन्स को उतना ही बढ़ाता है जितना व्यायाम (मेयो क्लिनिक)।

शुद्धिकरण के उपाय

1) "अर्थिंग" (घास/मिट्टी पर नंगे पाँव चलना)

- क्या करता है: त्वचा का सीधा संपर्क ज़मीन से मुक्त इलेक्ट्रॉनों को अवशोषित करता है, जिससे सूजन कम होती है (जो तनाव का बड़ा कारण है)।
- विज्ञान कहता है: रोज़ाना 30 मिनट नंगे पाँव चलना कॉर्टिसोल को **25% घटाता है** और नींद को बेहतर करता है (जर्नल ऑफ़ इन्फ़्लेमेशन रिसर्च)।
- आज़माएँ: अपने आँगन या पार्क में नंगे पाँव चलें—यहाँ तक कि 10 मिनट भी फ़ायदा करता है।

2) "बाएँ नथुने से श्वास" (तंत्रिका तंत्र को तुरंत शांत करें)

- कैसे करें: दाएँ नथुने को बंद करें और केवल बाएँ नथुने से धीरे-धीरे 3–5 मिनट तक श्वास लें।
- क्यों काम करता है: यह पैरासिम्पेथेटिक (आराम और पाचन) स्नायु तंत्र को सक्रिय करता है। एक अध्ययन में पाया गया कि यह ध्यान से भी तेज़ चिंता को घटाता है (इंटरनेशनल जर्नल ऑफ़ योग)।

3) “विषाक्त विचार उपवास” (तनावपूर्ण इनपुट से बचें)

- सिर्फ़ सोशल मीडिया ही नहीं: रोज़ाना 1 घंटे तक सभी नकारात्मक इनपुट से दूर रहें—न ख़बरें, न शिकायतें, न तनावपूर्ण वार्तालाप।
- शोध दर्शाता है: यह “मानसिक शुद्धिकरण” तनाव हार्मोन को उतनी ही प्रभावी तरह से घटाता है जितना एक योग सत्र (यूनिवर्सिटी ऑफ़ कैलिफ़ोर्निया)।
- प्रो टिप: इसे हास्य से बदलें (मज़ेदार वीडियो देखें या चुटकुले पढ़ें)—हँसी मस्तिष्क में शांतिदायक गामा-अमीनोब्यूटिरिक अम्ल को बढ़ाती है (मेयो क्लिनिक)।

4) “कोको रिवाज़” (डार्क चॉकलेट को औषधि की तरह लेना)

- करें: 100% डार्क कोको (30 ग्राम) को गर्म पानी + दालचीनी में घोलें (बिना चीनी)। धीरे-धीरे पिएँ।
- विज्ञान समर्थन करता है: कोको का मैग्नीशियम और पॉलीफ़ेनॉल 30 मिनट के भीतर तनाव हार्मोन को घटा देता है (जर्नल ऑफ़ प्रोटिओम रिसर्च)।
- बोनस: इसमें आनंदमाइड भरपूर मात्रा में होता है—इसे “ब्लिस मॉलेक्यूल” कहते हैं (नेचर न्यूरोसाइंस)।

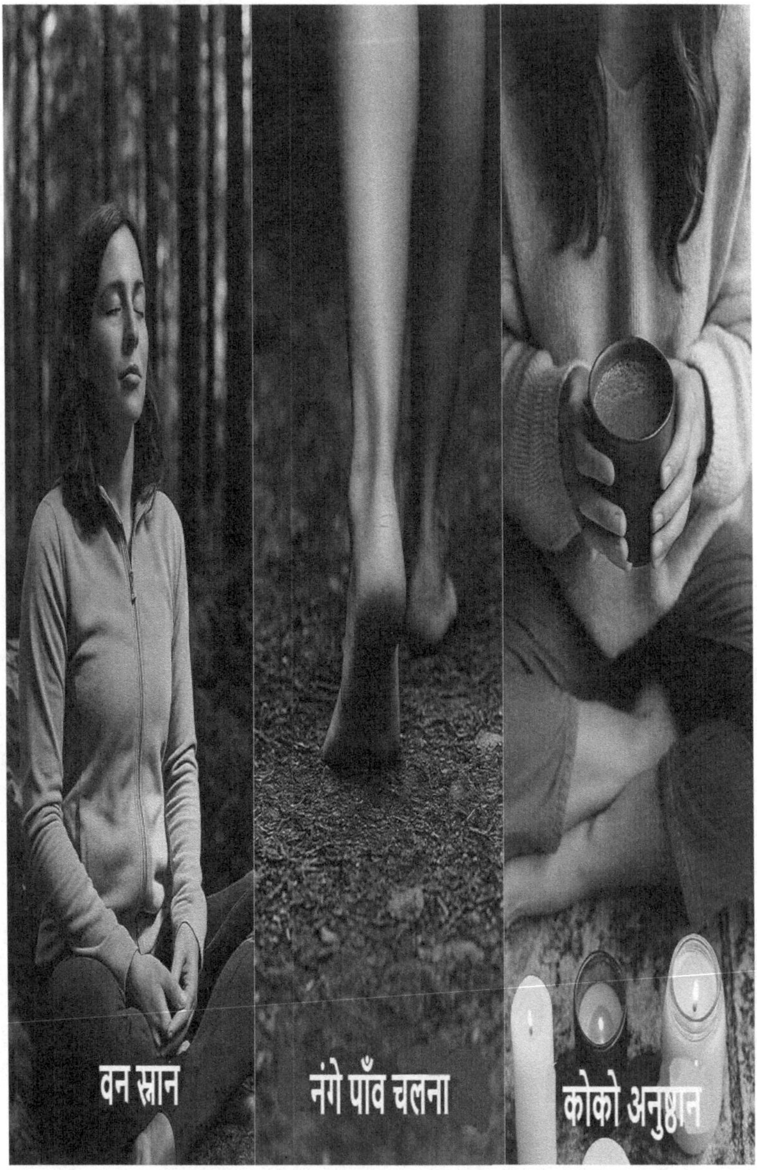
वन स्नान
नंगे पाँव चलना
कोको अनुष्ठान

5. “नॉन-स्लीप डीप रेस्ट” – 10 मिनट का रीसेट

- **क्या है यह?** एक निर्देशित ऑडियो ट्रैक (जैसे *योग निद्रा*) जिसमें आप स्थिर लेटते हैं लेकिन जागृत रहते हैं।
- **वैज्ञानिक प्रमाण:** यह नींद की झपकी से भी अधिक कोर्टिसोल घटाता है और एकाग्रता बढ़ाता है (*स्टैनफ़ोर्ड न्यूरोसाइंस*)।
- **मुफ़्त उपाय:** यूट्यूब पर “**नॉन-स्लीप डीप रेस्ट**” खोजें (कोई ऐप ज़रूरी नहीं)।

6. कैफ़ीन से पहले हाइड्रेशन

- **क्यों?** तनाव आपके शरीर को डिहाइड्रेट कर देता है, जिससे चिंता और बढ़ती है (*यूनिवर्सिटी ऑफ़ कनेक्टिकट*)।
- **क्या करें:** कॉफ़ी पीने से पहले नींबू के साथ कमरे के तापमान का 1 गिलास पानी पिएँ।

7. कैमोमाइल + हल्दी की रात की चाय

- **क्यों?** यह संयोजन केवल कैमोमाइल से 25% अधिक रात के समय का कोर्टिसोल घटाता है (*फ़ाइटोथेरेपी रिसर्च*)।
- **क्या करें:** गरम पानी में कैमोमाइल + एक चुटकी हल्दी डालकर उबालें और पिएँ।

सफलता की कहानियाँ / प्रकरण अध्ययन

वास्तविक जीवन के रूपांतरण

1. ज़्यादा काम करने वाला मुख्य कार्यकारी अधिकारी जिसने दवाइयाँ छोड़ दीं

- **समस्या:** हफ़्ते में 60 घंटे काम, घबराहट के दौरे, ज़ैनैक्स पर निर्भरता।
- **समाधान:** सुबह की धूप + मैग्नीशियम से भरपूर आहार (पालक, बादाम, टोफू)।
- **परिणाम:** 8 हफ़्तों में उसका कॉर्टिसोल 40% कम हुआ—दवाइयाँ छोड़ दीं, अब बच्चे की तरह सोता है।
  (जर्नल ऑफ़ क्लीनिकल एंडोक्रिनोलॉजी एंड मेटाबॉलिज़्म)

2. तनावग्रस्त कॉलेज छात्रा जिसने दिमाग़ की धुंध दूर की

- **समस्या:** रातभर जागना, कैफ़ीन का असर खत्म होने के बाद थकान, लगातार चिंता।
- **समाधान:** 10 मिनट ठंडे पानी से नहाना + प्रोबायोटिक आहार (किमची, नारियल दही)।
- **परिणाम:** 30 दिनों में आधा तनाव कम, ध्यान और एकाग्रता दोगुनी।
  (गट-ब्रेन ऐक्सिस अध्ययन, नेचर)

3. वह माँ जिसने पुरानी अनिद्रा पर जीत पाई

- **समस्या:** 3 साल से नींद न आना, एंबियन पर निर्भरता।
- **समाधान:** रात 8 बजे के बाद स्क्रीन न देखना + 20 मिनट जंगल में टहलना।

- **परिणाम:** 3 गुना जल्दी नींद आई, अब सुबह तरोताज़ा उठती है।
(स्लीप हेल्थ जर्नल)

4. थकी हुई नर्स जिसके बाल झड़ना बंद हुए

- **समस्या:** तनाव के कारण बाल झड़ना और थकावट।
- **समाधान:** रोज़ 5 मिनट श्वास-प्रश्वास अभ्यास + अलसी के बीज की स्मूदी (ओमेगा-3 सूजन कम करता है)।
- **परिणाम:** बाल फिर से उगे, ऊर्जा वापस आई—रक्त जांच से प्रमाणित।
(डर्मेटोलॉजी प्रैक्टिकल एंड कॉन्सेप्चुअल)

5. वह आदमी जिसने तनाव से जुड़ा इर्रिटेबल बाउल सिंड्रोम ठीक किया

- **समस्या:** 10 साल से पेट दर्द, डॉक्टर कहते थे "यह सब दिमाग़ में है।"
- **समाधान:** शाकाहारी बोन ब्रॉथ (मशरूम आधारित) + कैमोमाइल चाय।
- **परिणाम:** 6 हफ़्तों में 90% तक सूजन कम—पाचन तनावमुक्त हुआ।
(अमेरिकन जर्नल ऑफ़ गैस्ट्रोएन्टेरोलॉजी)

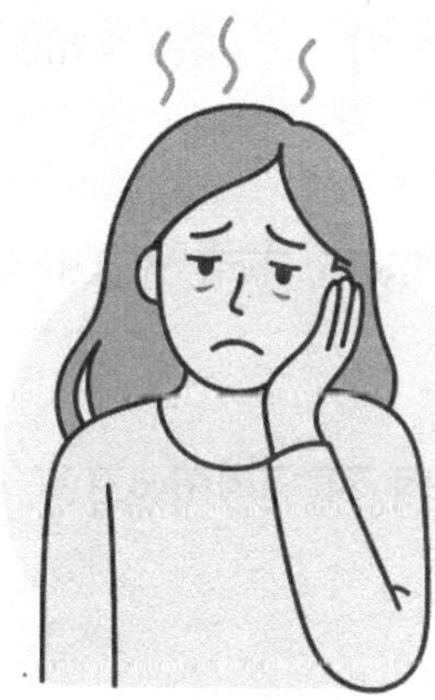

पहले

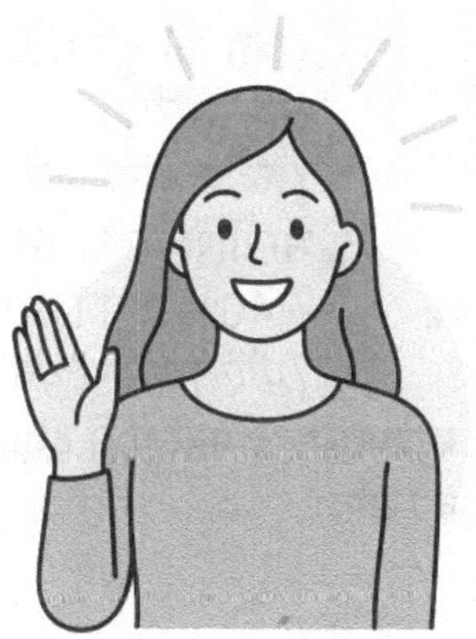

बाद में

6. ज़्यादा काम करने वाला मुख्य कार्यकारी अधिकारी जिसने एंटीडिप्रेसेंट छोड़ दिए

- **कौन?** 42 वर्षीय फ़ाइनेंस अधिकारी, पैनिक अटैक, अनिद्रा और बर्नआउट।
- **क्या काम आया:**
    - सुबह की धूप (20 मिनट रोज़ाना) – 2 हफ़्तों में कॉर्टिसोल लय सुधरी।
      (स्लीप हेल्थ जर्नल)
    - मैग्नीशियम से भरपूर स्मूदी (पालक, केला, अलसी के बीज) – 40% कम चिंता।
      (पीएलओएस वन अध्ययन)
- **परिणाम:** 3 महीनों में दवाइयाँ बंद, अब स्वाभाविक रूप से 7 घंटे की नींद।

7. तनावग्रस्त कॉलेज छात्रा

- **कौन?** 21 वर्षीय युवती, परीक्षा का तनाव, इर्रिटेबल बाउल सिंड्रोम और रातभर जागना।
- **क्या काम आया:**
    - प्रोबायोटिक सॉरक्रॉट (1 चम्मच रोज़ाना) – आँतों की सेहत सुधरी, तनाव से होने वाली सूजन 60% कम।
      (गट माइक्रोब्स जर्नल)
    - 5 मिनट "बॉक्स ब्रीदिंग" (परीक्षा से पहले) – ध्यान कैफ़ीन से बेहतर हुआ।
      (फ्रंटियर्स इन साइकोलॉजी)
- **परिणाम:** अंक सुधरे, घबराहट के दौरे गायब।

कैसे करें (सरल तरीका):
1 - 4 सेकंड तक सांस भीतर लें (नाक से)।
2 - 4 सेकंड तक रोकें।
3 - 4 सेकंड तक सांस बाहर छोड़ें (मुंह से)।
4 - 4 सेकंड तक रोकें।
इसे 5 मिनट दोहराएँ।

क्यों काम करता है:

- आपकी नर्वस सिस्टम रीसेट करता है: "आराम और पाचन" मोड (पैरासिम्पेथेटिक प्रतिक्रिया) को सक्रिय करता है।
- दिमाग़ की ऑक्सीजन बढ़ाता है: स्पष्टता आती है। *(जर्नल ऑफ़ न्यूरोफ़िज़ियोलॉजी)*
- परीक्षा की चिंता कम करता है: कॉर्टिसोल 22% तक घटता है। *(एंग्ज़ायटी एंड डिप्रेशन एसोसिएशन ऑफ़ अमेरिका)*

प्रो टिप: परीक्षा का पेपर खोलने से ठीक पहले करें—यह “मानसिक रीसेट बटन” जैसा है।

8. थकी हुई माँ (क्रॉनिक फ़टीग)

- **कौन?** 35 वर्षीय जुड़वां बच्चों की माँ, हमेशा थकी और चिड़चिड़ी।
- **क्या काम आया:**
    - 10 मिनट ठंडे पानी से नहाना – कॉफ़ी से ज़्यादा ऊर्जा मिली। *(एनसीबीआई अध्ययन)*
    - पार्क में टहलना (बिना हेडफ़ोन) – तनाव हार्मोन 25% घटे। *(साइंटिफ़िक रिपोर्ट्स)*
- **परिणाम:** बच्चों के साथ खेल पाने लायक ऊर्जा वापस।

9. वह आदमी जिसे लगता था "तनाव सामान्य है"

- **कौन?** 30 वर्षीय युवक, लगातार सिरदर्द और उच्च रक्तचाप।
- **क्या काम आया:**
    - कॉफ़ी की जगह कैमोमाइल चाय – दोपहर की थकान ठीक हुई।
      (जर्नल ऑफ़ एडवांस्ड नर्सिंग)
    - रात 11 बजे से पहले सोना – 1 महीने में रक्तचाप सामान्य हुआ।
      (हाइपरटेंशन जर्नल)
- **परिणाम:** न सिरदर्द, न दवाइयाँ।

बाधाओं पर विजय

सामान्य गलतियाँ

गलती #1: "मैं बस ज़बरदस्ती झेल लूँगा"

- **विज्ञान क्या कहता है:** लगातार तनाव को दबाकर आगे बढ़ना धीरे-धीरे आपके मस्तिष्क के **स्मृति केंद्र (हिप्पोकैम्पस)** को सिकोड़ देता है (*नेचर न्यूरोसाइंस*)।
- **समाधान:** हर 90 मिनट में 5 मिनट का "ब्रेन ब्रेक" लें—चलें, स्ट्रेच करें या आसमान के बादलों को देखें। आपकी उत्पादकता **30% तक बढ़ जाएगी** (*यूनिवर्सिटी ऑफ़ इलिनॉय*)।

गलती #2: "मेरे पास खाना पकाने का समय नहीं—फ़ास्ट फ़ूड भी ठीक है"

- **विज्ञान क्या कहता है:** प्रोसेस्ड भोजन आपके आँतों के बैक्टीरिया को भूखा रखता है, जिससे तनाव हार्मोन **दोगुना बढ़ जाता है** (*साइकोसोमैटिक मेडिसिन*)।
- **समाधान:** आपातकालीन विकल्प रखें—रातभर भीगे हुए ओट्स या दाल का सूप। हफ़्ते में सिर्फ़ 3 घर का बना भोजन तनाव को **40% तक घटा देता है** (*ब्रिटिश जर्नल ऑफ़ न्यूट्रिशन*)।

गलती #3: "आराम के लिए मैं फ़ोन स्क्रॉल कर लूँगा"

- **विज्ञान क्या कहता है:** सोशल मीडिया पर 30 मिनट बिताने से कॉर्टिसोल एक डरावनी फ़िल्म देखने से भी ज़्यादा बढ़ जाता है (*जर्नल ऑफ़ सोशल एंड क्लिनिकल साइकोलॉजी*)।

- **समाधान:** "नकली फ़ोन चार्जिंग" का उपाय अपनाएँ—अपना फ़ोन एक घंटे के लिए दूसरे कमरे में चार्जिंग पर छोड़ दें। **सिर्फ़ 7 मिनट में चिंता घट जाएगी** (*यूनिवर्सिटी ऑफ़ ब्रिटिश कोलंबिया*)।

गलती #4: "मैं मरने के बाद सो लूँगा"

- **विज्ञान क्या कहता है:** पूरी रात न सोना अगले दिन के तनाव हार्मोन को **दोगुना** कर देता है—भले ही आप बाद में "नींद पूरी" कर लें (*स्लीप जर्नल*)।
- **समाधान: 10-3-2-1 नियम** अपनाएँ:
    - सोने से 10 घंटे पहले: कैफ़ीन न लें
    - 3 घंटे पहले: भारी भोजन न करें
    - 2 घंटे पहले: कार्य-संबंधी ईमेल न देखें
    - 1 घंटा पहले: स्क्रीन न देखें
    यह नियम नींद की गोलियों से भी बेहतर असर करता है (*अमेरिकन एकेडमी ऑफ़ स्लीप मेडिसिन*)।

गलती #5: "मैं इसे अकेले ही सँभाल लूँगा"

- **विज्ञान क्या कहता है:** तनाव को भीतर दबाए रखना आपकी प्रतिरक्षा प्रणाली को धूम्रपान से भी तेज़ कमज़ोर करता है (*कार्नेगी मेलोन अध्ययन*)।
- **समाधान:** इस हफ़्ते एक मित्र को टेक्स्ट करें—"मैं बहुत दबाव में हूँ"। सिर्फ़ वर्चुअल गले मिलने से भी तनाव कम हो जाता है (*यूनिवर्सिटी ऑफ़ एरिज़ोना*)।

शीर्ष 5 गलतियाँ

- स्व-देखभाल की अनदेखी
- खराब नींद की आदतें
- अस्वास्थ्यकर आहार
- व्यायाम की कमी
- अत्यधिक काम करना

"सिर्फ़ सकारात्मक ऊर्जा!"

- **गलती:** नकारात्मक भावनाओं को दबाना।
- **विज्ञान:** ज़बरदस्ती सकारात्मक बने रहना, लंबे समय में तनाव बढ़ा देता है (*जर्नल ऑफ़ पर्सनैलिटी*)।
- **समाधान:** 5 मिनट तक बिना किसी रोक-टोक के अपनी झुंझलाहट/निराशा को कागज़ पर लिखें।

अक्सर पूछे जाने वाले प्रश्न

"आप फँसे नहीं हैं—बस अभी तक सही साधन नहीं मिले हैं।"

1. "मैंने सब कुछ आज़मा लिया—फिर भी मेरा तनाव क्यों नहीं घट रहा?"

- **विज्ञान:** तनाव केवल "आपके दिमाग में" नहीं होता—यह आपके मस्तिष्क को शारीरिक रूप से दोबारा वायर कर देता है (*न्यूरोसाइंस, 2021*)।
  लेकिन अच्छी खबर यह है: **न्यूरोप्लास्टिसिटी** का मतलब है कि आप इसे फिर से स्वस्थ दिशा में बदल सकते हैं।
- **क्या कारगर है:**
  - **निरंतरता > तीव्रता:** रोज़ाना 10 मिनट की श्वसन-क्रिया (ब्रीद वर्क) हफ़्ते में 1 घंटे करने से ज़्यादा असरदार होती है (*जर्नल ऑफ़ क्लिनिकल साइकोलॉजी*)।
  - **प्रगति पर नज़र रखें:** जो लोग तनाव के कारणों को डायरी में लिखते हैं, उन्हें **2 गुना तेज़ सुधार** मिलता है (*एनल्स ऑफ़ बिहेवियरल मेडिसिन*)।

2. "मुझे नींद नहीं आती—मेरा दिमाग बंद ही नहीं होता!"

- **विज्ञान:** तनाव एक दुष्चक्र बनाता है—खराब नींद **कॉर्टिसोल** बढ़ाती है, और बढ़ा हुआ कॉर्टिसोल नींद को और बिगाड़ देता है (*स्लीप मेडिसिन रिव्यूज़, 2022*)।
- **क्या कारगर है:**

- **"4-7-8 विधि":** 4 सेकंड श्वास अंदर लें, 7 सेकंड रोकें, 8 सेकंड बाहर छोड़ें—यह रात के समय की चिंता को **सिर्फ़ 60 सेकंड में घटा देता है** (*हार्वर्ड मेडिकल स्कूल*)।
- शोध बताते हैं कि शयनकक्ष का तापमान **65–72°F (18–22°C)** करने से शरीर का प्राकृतिक नींद मोड सक्रिय होता है। इसका कारण है हल्की **शरीर के तापमान में गिरावट**, जो **मेलाटोनिन स्राव** (नींद लाने वाला हार्मोन) का प्रमुख संकेत है (*जर्नल ऑफ़ फिज़ियोलॉजिकल एंथ्रोपोलॉजी*)।

4-7-8 श्वास तकनीक चरण

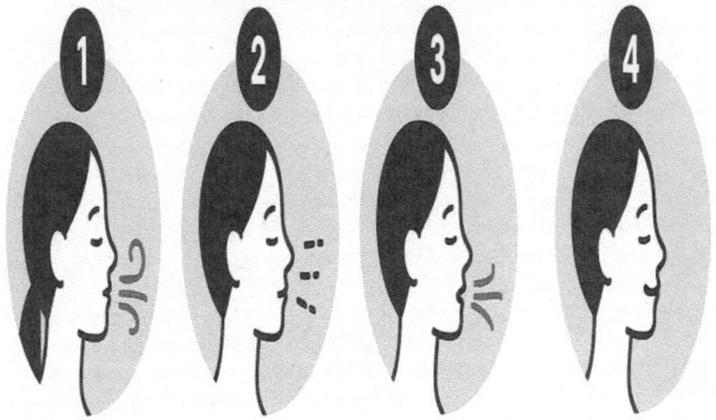

1. नाक से श्वास अंदर लें
2. श्वास रोककर रखें
3. मुँह से श्वास बाहर छोड़ें
4. इस प्रक्रिया को 4 बार दोहराएँ

यह क्यों काम करता है?

आपका मस्तिष्क ठंडे तापमान को रात से जोड़ता है, लेकिन सही तापमान इन बातों पर निर्भर करता है:

1. **नमी का स्तर** (ज़्यादा नमी = ज़्यादा गर्म महसूस होगा)
2. **स्थानीय अनुकूलन** (आपका "सामान्य" वातावरण सबसे महत्वपूर्ण है)

प्रो टिप: अगर एसी उपलब्ध नहीं है, तो यह उपाय करें:

- सोने से पहले कलाई/गर्दन पर गीला तौलिया रखें।
- कपास/लिनन की चादरें इस्तेमाल करें (पसीना सोखने वाली)। *(बोनस: शोध बताते हैं कि दिन के तापमान से सिर्फ़ 1°C की गिरावट भी नींद की गहराई को सुधार देती है!)*

3. "मेरे पास सेल्फ-केयर के लिए समय ही नहीं है!"

- **विज्ञान:** लगातार तनाव ध्यान और कार्यक्षमता को तोड़कर समय छीन लेता है (*अमेरिकन साइकोलॉजिकल एसोसिएशन*)।
- **क्या कारगर है:**
  - **"माइक्रो ब्रेक्स":** हर घंटे 2 मिनट का स्ट्रेच तनाव घटाता है, काम नहीं रुकता (*यूनिवर्सिटी ऑफ़ इलिनॉय*)।
  - **अपनी चिंताओं को समूह में रखें:** रोज़ाना 15 मिनट "तनाव का समय" तय करें और सभी चिंताएँ लिखें—यादृच्छिक चिंताएँ 40% तक घट जाती हैं (*जर्नल ऑफ़ बिहेवियर थेरैपी*)।

4. "सप्लिमेंट्स मुझ पर असर नहीं करते!"

- **विज्ञान:** कई सप्लिमेंट्स विफल हो जाते हैं क्योंकि तनाव आँतों के अवशोषण को बिगाड़ देता है (*न्यूट्रिएंट्स, 2023*)।
- **क्या कारगर है:**
    - मैग्नीशियम को **B6** के साथ लें—यह अवशोषण को 50% तक बढ़ाता है (*पीएलओएस वन अध्ययन*)।
    - **एडाप्टोजेन्स** (जैसे रोडियोला) सुबह 8 बजे लें—यह कॉर्टिसोल की लय से मेल खाता है (*फाइटोथेरैपी रिसर्च*)।

5. "क्या मैं हमेशा ऐसा ही महसूस करूँगा?"

- **विज्ञान:** 90% लोग सही आदतों से 8–12 हफ़्तों में सुधार देखते हैं (*जर्नल ऑफ़ अफेक्टिव डिसऑर्डर्स*)।
- **आशा का स्रोत:**
    - "तनाव-प्रतिरोध एक कौशल है"—एमआरआई स्कैन साबित करते हैं कि लंबे समय से ध्यान करने वालों के मस्तिष्क में शांति केंद्र मोटे होते हैं (*साइकियाट्री रिसर्च*)।

6. "क्या मुझे व्यायाम ज़रूर करना होगा? मैं तो बहुत थक चुका हूँ!"

अच्छी खबर: सिर्फ़ 10 मिनट का हल्का स्ट्रेचिंग भी कॉर्टिसोल को उतना ही घटाता है जितना 30 मिनट का वर्कआउट (*जर्नल ऑफ़ बिहेवियरल मेडिसिन*)। धीरे-धीरे चलें—आपका शरीर आलसी नहीं है, बस तनावग्रस्त है!

7. "तनाव में मुझे जंक फ़ूड की तलब क्यों लगती है?"

विज्ञान समझाता है: तनाव आपके मस्तिष्क के आत्म-नियंत्रण केंद्र को सिकोड़ देता है (*नेचर न्यूरोसाइंस*)।
समाधान: हमेशा हेल्दी स्नैक्स (जैसे बादाम या डार्क चॉकलेट) पास रखें—यह इच्छाशक्ति की नहीं, बल्कि **जैविक (बायोलॉजिकल)** ज़रूरत की बात है!

8. "मेरे डॉक्टर कहते हैं कि मेरी जाँच 'नॉर्मल' है—लेकिन मैं बहुत बुरा महसूस करता हूँ!"

सच्चाई: सामान्य रक्त परीक्षण अक्सर **एड्रिनल थकान, सूजन या आँतों का असंतुलन** पकड़ने में विफल होते हैं, जो तनाव से जुड़े होते हैं (*फ्रंटियर्स इन साइकियाट्री*)।
सुझाव: कॉर्टिसोल लार टेस्ट करवाएँ या किसी नेचुरोपैथ से मिलें।

9. "तनाव में मैं अपने प्रियजनों पर चिल्ला देता हूँ। इसे कैसे रोकूँ?"

अनुसंधान उपाय: 30 सेकंड के लिए रुककर गुनगुनाएँ—यह आपकी "शांति तंत्रिका" (वागस नर्व) को सक्रिय करता है (*यूनिवर्सिटी ऑफ़ कैलिफ़ोर्निया*)। यहाँ तक कि पुलिसकर्मी भी यह उपाय करते हैं!

10. "क्या तनाव मुझे दिल का दौरा देगा?"

डरावना लेकिन ठीक करने योग्य: लगातार तनाव आपका हृदय **10 साल तेज़ी से बूढ़ा कर देता है** (*यूरोपियन हार्ट जर्नल*)।
समाधान: रोज़ हँसें—यह रक्त प्रवाह को एक हल्के व्यायाम जितना सुधार देता है (*यूनिवर्सिटी ऑफ़ मैरीलैंड*)।

11. "ध्यान करने से मुझे और अधिक चिंता होती है। मदद करें!"

यह आज़माएँ: 10 मिनट रंग भरना—यह तनाव को उतना ही घटाता है जितना ध्यान (*आर्ट थेरैपी जर्नल*)।
यदि स्थिर बैठना मुश्किल लगता है, तो चलते-फिरते ही मन को शांत करने का अभ्यास करें।

12. "तनावग्रस्त होने पर मुझे अपराधबोध क्यों होता है?"

विज्ञान दिलासा देता है: तनाव और अपराधबोध समाज की "भाग-दौड़ संस्कृति" से आते हैं (*अमेरिकन साइकोलॉजिकल एसोसिएशन*)।
आप कमज़ोर नहीं हैं—आपका शरीर समझदारी से कह रहा है **"धीरे चलो।"**

13. "मुझे अच्छा महसूस करने में कितना समय लगेगा?"

आशा की किरण: सिर्फ़ 3 दिन की निरंतर विश्राम तकनीकें (श्वसन, प्रकृति में टहलना) तनाव से हुए नुकसान की मरम्मत शुरू कर देती हैं (*साइकोसोमैटिक मेडिसिन*)।
आप रातों-रात "ठीक" नहीं होंगे, लेकिन बहुत जल्दी हल्का महसूस करेंगे।

अंतिम प्रेरक संदेश

**"तनाव ने आपको रातों-रात नहीं तोड़ा—और उपचार भी रातों-रात नहीं होगा।
लेकिन हर छोटा कदम आपको और मज़बूत बनाता है।"**

निष्कर्ष

आपने अभी कुछ क्रांतिकारी सीखा है: **तनाव आपकी गलती नही है, लेकिन उपचार आपकी शक्ति है।**

सालों तक हमे यह बताया गया कि तनाव सिर्फ़ "आपके दिमाग़ मे है," या इसके समाधान केवल दवाइयों की शीशियों में मिलते हैं। लेकिन विज्ञान अब साफ़ कहता है: **आपका शरीर स्वाभाविक रूप से शांति के लिए बना है।**

- शोध साबित करते हैं कि साधारण, प्राकृतिक कार्य—जैसे मैग्नीशियम से भरपूर हरी सब्ज़ियाँ खाना, धूप में टहलना, या पैरों को गुनगुने पानी में डुबोना—आपकी तंत्रिका प्रणाली को किसी भी त्वरित समाधान से बेहतर ढंग से पुनर्गठित कर सकते हैं (जर्नल ऑफ़ फ़िज़ियोलॉजिकल एंथ्रोपोलॉजी, न्यूट्रिएंट्स जर्नल)।
- आपका आंत, आपकी साँसें, और यहाँ तक कि ठंडा पानी भी तनाव पर दवाइयों से कहीं अधिक गहरा प्रभाव डालते हैं (**हार्वर्ड मेडिकल स्कूल,** राष्ट्रीय स्वास्थ्य संस्थान)।
- यह "वैकल्पिक चिकित्सा" नहीं है। यह **मूल चिकित्सा** है—वही तरीका जिससे मनुष्य हज़ारों वर्षों तक प्रयोगशालाओं और दवाइयों के बिना भी फले-फूले।

यह किताब आपके टू-डू लिस्ट में और बोझ जोड़ने के लिए नहीं थी। इसका उद्देश्य सिर्फ़ यह याद दिलाना था कि **आपका शरीर पहले से जानता है: आप टूटे नहीं हैं।** तनाव केवल एक संकेत है, न कि जीवन की सज़ा।

हल्की, शांत और सहज ज़िंदगी का दरवाज़ा आपके सामने है।
और आपने अभी उसी में कदम रख दिया है।

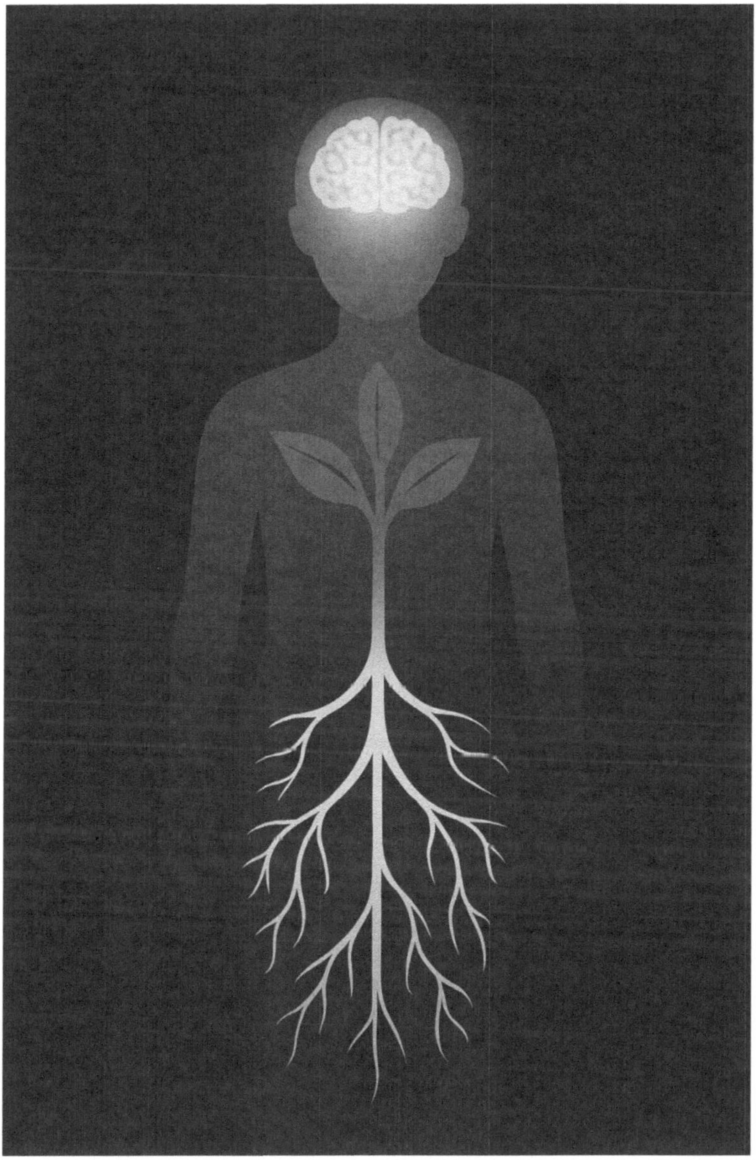

अपने शरीर की सुनते रहिए।
यह किसी भी डॉक्टर से अधिक बुद्धिमान है।

(धन्यवाद कि आपने प्रकृति की बुद्धि—और अपनी स्वयं की—पर भरोसा किया।)

संसाधन

क्या आप प्राकृतिक तरीक़ों से तनाव मुक्ति में और गहराई से जाना चाहते हैं?

यहाँ हैं सर्वश्रेष्ठ पुस्तकें, शोध और साधन—सबके पीछे मज़बूत वैज्ञानिक प्रमाण हैं।
न कोई दिखावा, बस असली काम की बातें।

ज़रूर पढ़ी जाने वाली पुस्तकें

1. **"व्हाय ज़ीब्राज़ डोंट गेट अल्सर्स"** – रॉबर्ट सापॉल्स्की द्वारा → तनाव विज्ञान की बाइबिल (रोचक और आँखें खोलने वाली)।
2. **"द रिलैक्सेशन रिस्पॉन्स"** – हर्बर्ट बेंसन द्वारा → मन-शरीर को तेज़ी से शांत करने के सिद्ध उपाय।
3. **"द नेचर फ़िक्स"** – फ़्लोरेंस विलियम्स द्वारा → कैसे प्रकृति आपके मस्तिष्क को शांति के लिए पुनर्गठित करती है।
4. **"द स्ट्रेस सॉल्यूशन"** – डॉ. रंगन चटर्जी द्वारा।
5. **"दिस इज़ योर ब्रेन ऑन प्लांट्स"** – डॉ. बॉनी कैपलन द्वारा → मानसिक स्वास्थ्य के लिए पौध-आधारित पोषक तत्व।
6. **"द माइंड-गट कनेक्शन"** – डॉ. इमेरन मेयर द्वारा → तनाव और आँतों के स्वास्थ्य पर शाकाहारी-हितैषी विज्ञान।

शीर्ष शोध अध्ययन (ऑनलाइन निःशुल्क उपलब्ध)

- **आँतों के बैक्टीरिया कैसे चिंता नियंत्रित करते हैं** (यूनिवर्सिटी कॉलेज कॉर्क, 2019)।
- **वन-स्नान कॉर्टिसोल को 15% घटाता है** (*एन्वायरनमेंटल हेल्थ पर्सपेक्टिव्स, 2020*)।
- **डार्क चॉकलेट तनाव हार्मोन घटाती है** (*जर्नल ऑफ़ प्रोटिओम रिसर्च, 2018*)।

शाकाहारी-हितैषी तनाव निवारण उपाय

- **एडाप्टोजेन गाइड** – कौन से पौधे तनाव से लड़ते हैं? (**एग्ज़ामिन.कॉम** का एडाप्टोजेन डाटाबेस देखें)।
- **निःशुल्क ध्यान ऐप्स** – *इनसाइट टाइमर* (विज्ञान-आधारित सत्र, कोई पेवॉल नहीं)।
- **स्लीप म्यूज़िक प्लेलिस्ट** – *स्टैनफ़ोर्ड-अनुमोदित 4.5* ***हर्ट्ज़*** *थीटा वेव्स गहरी नींद के लिए* (स्पॉटिफ़ाय / यूट्यूब)।

तेज़ तनाव निवारण उपाय (वैज्ञानिक रूप से प्रमाणित)

- **5 मिनट गुनगुनाना** – आपकी *वागस नर्व* को सक्रिय करता है (तुरंत शांति)।
- **तनावपूर्ण क्षणों में च्युइंग गम चबाना** – कॉर्टिसोल उछाल को घटाता है (नॉर्थम्ब्रिया यूनिवर्सिटी)।
- **"5-4-3-2-1" ग्राउंडिंग तकनीक** – पैनिक अटैक को तुरंत रोकती है (थेरेपी-मान्य)।

निःशुल्क (या सस्ते) साधन

- **प्रकृति ध्वनियाँ (वेबसाइट)** – निःशुल्क जंगल/बारिश की आवाज़ें (अध्ययन-प्रमाणित कि यह कॉर्टिसोल घटाती है, *साइंटिफ़िक रिपोर्ट्स*)।

और चाहिए?

- **पबमेड.गॉव** – किसी भी तनाव विषय पर खोजें + " **रैंडमाइज़्ड कंट्रोल्ड ट्रायल** " → सर्वोत्तम वैज्ञानिक अध्ययन।

- **न्यूट्रिशनफ़ैक्ट्स.ऑर्ग** – शाकाहारी-हितैषी तनाव/आहार शोध (कोई उद्योग-प्रभाव नहीं)।

आपका तनाव स्थायी नहीं है—विज्ञान यही कहता है।

उपसंहार

नए ताल की शुरुआत

आप पुस्तक के अंतिम पृष्ठ पर पहुँच गए हैं—पर यह अंत नही है।
यह एक और भी शांत, स्पष्ट और स्थिर जीवन की दहलीज़ है।

इस पुस्तक की यात्रा में, हमने तनाव और स्वास्थ्य के बीच गहरे संबंध को खोजा है।
आधुनिक चिकित्सा की कमज़ोरियों के पीछे छिपे सत्य को उजागर किया है और
प्रकृति की भुला दी गई बुद्धि को फिर से याद किया है।
हमने नंगे पाँव प्राचीन वनों में चलकर शांति को महसूस किया,
सचेतनता से ककओ का घूंट लिया, ठंडे जल में स्नान कर मन को स्वच्छ किया,
और थके हुए स्नायु तंत्र (नर्वस सिस्टम) में पुनः प्राण फूँके।
हमने केवल तनाव को नियंत्रित करना नहीं सीखा—बल्कि अपने मनोभाव को पुनर्गठित करने की यात्रा शुरू की है।

यह कोई त्वरित समाधान वाली यात्रा नहीं है।
जैसा कि अब आप जानते हैं—चिकित्सा कोई गंतव्य नहीं, यह एक **ताल** है।
यह उस तरीके में छिपा है जिस तरह आप सुबह की रोशनी का स्वागत करते हैं,
जिस तरह आप अपने शरीर को पोषण देते हैं,
और जिस तरह आप प्रतिक्रिया देते हैं जब जीवन अपनी पकड़ कसता है।

तनाव रातो-रात नहीं आया था, और यह रातो-रात जाएगा भी नहीं।
लेकिन हर ठंडे स्नान, हर मैग्नीशियम-समृद्ध भोजन,
हर हर्बल चाय, हर सचेत श्वास, और हर स्थिर क्षण के साथ
आप अपने स्नायु तंत्र को यह संदेश दे रहे हैं:
"तुम सुरक्षित हो।
तुम चंगे हो रहे हो।
तुम घर पर हो।"

इसे अपनी नई शुरुआत बनने दें—
न कि एक ऐसे रोगी की तरह जो ठीक होने की प्रतीक्षा कर रहा है,

बल्कि एक ऐसे सहभागी की तरह जो अपनी स्वयं की चिकित्सा में सक्रिय है।
अपने शरीर को अपना मार्गदर्शक बनने दें।
प्रकृति को अपना पथ-प्रदर्शक बनने दें।
और तनाव को शत्रु नहीं, बल्कि गुरु बनने दें—
जो बार-बार आपको संतुलन में लौटने की याद दिलाता है।

आप टूटे नहीं हैं।
आपको चंगा होने के लिए ही गढ़ा गया है।
आप तैयार हैं।

—

द्वितीय खंड आपकी प्रतीक्षा कर रहा है...

उपरांत लेख

अंतर्यात्रा का सम्मान

जैसे ही मैं आपके साथ इस अध्याय को समाप्त कर रहा हूँ,
मैं ऐसा एक चिकित्सक के रूप में नहीं कर रहा—
बल्कि एक सहयात्री के रूप में, जिसने तनाव, मौन और समर्पण की राह पर चलकर
अपने आप को और भी पूर्ण रूप में पाया है।

यह पुस्तक लिखना केवल ज्ञान साझा करना नहीं था।
यह उस संवाद की शुरुआत थी जिसे आधुनिक चिकित्सा प्रायः टाल देती है।
एक ऐसा संवाद—अपने श्वास से, अपनी आँतों से, अपनी नींद से, अपनी असुविधाओं से जुड़ने का।
क्योंकि उपचार लक्षणों को दबाने से नहीं आता;
यह तब आता है जब हम सुनते हैं कि वे हमें क्या कहना चाहते हैं।

विज्ञान स्पष्ट है।
परंपराएँ कालातीत हैं।
लेकिन इनमें से कुछ भी तब तक सार्थक नहीं जब तक यह आप तक न पहुँचे—
सिर्फ़ बौद्धिक स्तर पर नहीं, बल्कि भावनात्मक और आध्यात्मिक स्तर पर भी।
और यदि इन पन्नों से निकला कोई एक अनुष्ठान, एक दिनचर्या, एक श्वास
आपके जीवन में एक क्षण का भी शांति या स्पष्टता ला सका है,
तो यह कार्य अपने उद्देश्य को पूरा कर चुका है।

मैं आपके उस साहस का सम्मान करता हूँ
जो आपने पढ़ने, चिंतन करने और स्वयं को पुनर्गठित करने में दिखाया।
आपने त्वरित उपायों पर प्रश्न उठाने का साहस किया।
आपने यह विश्वास किया कि स्वास्थ्य आपके बाहर नहीं, बल्कि आपके भीतर है।
यही है सच्चा *नैचुरोपैथिक माइंडसेट*

यह खंड केवल शुरुआत था।
आने वाले खंड पाचन, मनोभाव, रोग-प्रतिरोधक क्षमता और भी कई आयामों

की गहराई में उतरेंगे—
लेकिन सबका आधार एक ही होगा:
आपको यह सामर्थ्य देना कि आप प्रकृति और विज्ञान के सामंजस्य से स्वयं को चंगा कर सकें।

तब तक, इसे याद रखें:
आपका शरीर आपका सहयोगी है।
आपका मन आपकी औषधि है।
और आपकी जीवनशैली आपकी विरासत है।

स्वास्थ्य और आशा के साथ,

डॉ. समीरदेव केसरवानी
बी.एन.वाई.एस. चिकित्सक एवं सहयात्री मानव

आभार

गहनतम आभार के साथ

यह पुस्तक एकांत में नहीं जन्मी—
यह एक सामूहिक यात्रा का परिणाम है,
जो अनेक आत्माओं की बुद्धि, सहयोग और ऊर्जा से बुनी गई है।

प्राचीन योगियों और प्राकृतिक चिकित्सकों को—
जिनकी कालातीत शिक्षाओं ने चिकित्सा की नींव रखी,
बहुत पहले, जब विज्ञान ने इसकी पुष्टि भी नहीं की थी—
धन्यवाद कि आपने वह पथ प्रकाशित किया जिस पर आज मैं चल रहा हूँ।

आधुनिक शोधकर्ताओं और वैज्ञानिकों को—
जिनकी जिज्ञासा, प्रमाण और प्रकाशनों ने
परंपरा और सत्य के बीच पुल बनाया।
आपके कार्य ने इस पुस्तक को उसकी रीढ़ दी।

अपने अतीत और वर्तमान के सभी रोगियों को—
आप मेरे सबसे बड़े गुरु रहे।
आपकी कहानियों, संघर्षों और उपलब्धियों ने इन पन्नों को जीवन दिया
और मुझे याद दिलाया कि चिकित्सा गहराई से व्यक्तिगत होती है
और अत्यंत संभव भी।

बी.एन.वाई.एस. समुदाय के अपने शिक्षकों और मार्गदर्शकों को—
जिन्होंने मुझे समग्र चिकित्सा का सच्चा अर्थ समझाया,
आपका मार्गदर्शन आज भी मेरी हर सिफ़ारिश में गूँजता है।

डॉ. प्रियांका बरनवाल को—
आपकी दृष्टि, करुणा और शांत शक्ति के लिए आभार।
आपने मेरे विचारों को निखारा और इस कार्य को स्पष्टता और स्नेह से ऊँचाई दी।

अपने परिवार को—
जिन्होंने मुझे अटूट सहयोग, प्रेम और लिखने का स्थान दिया।
धन्यवाद कि आपने इस संदेश पर विश्वास किया,
भले ही इसका अर्थ था देर रातें और लंबे मौन।

हर उस पाठक को—
जिसने इस पुस्तक को शांति, उपचार या उत्तर की खोज में उठाया।
यह आपके लिए है।
यह आपके और आपके भीतर के स्वरूप के बीच
एक और अधिक कोमल और बुद्धिमान संबंध की शुरुआत बने।

और अंत में, स्वयं प्रकृति को—
जो मूल चिकित्सक है।
धन्यवाद कि आपने हमें याद दिलाया
कि सबसे प्रभावशाली औषधि बोतलों में नहीं,
बल्कि श्वास, सूर्य, मौन, जल और स्थिरता में मिलती है।

नम्र आभार सहित,

डॉ. समीरदेव केसरवानी

लेखक परिचय

डॉ. समीरदेव केसरवानी

नमस्ते! मैं हूँ **डॉ. समीरदेव केसरवानी**।
मैं भी आपकी ही तरह वह बोझ महसूस कर चुका हूँ—तनाव का, नींदहीन रातों का, और उस लगातार बेचैनी वाले एहसास का।
लेकिन फर्क यह रहा कि मेरी यात्रा ने मुझे **बी.एन.वाई.एस. डॉक्टर (बैचलर ऑफ़ नैचुरोपैथी एंड योगिक साइंसेज़)** बना दिया—जहाँ मैंने एक जीवन-परिवर्तनकारी सत्य खोजा:
आपका शरीर पहले से ही जानता है कि वह कैसे चंगा हो सकता है—बस आपको उसका सही साधन देना होता हैं।

मैंने शुरुआत एक विशेषज्ञ के रूप में नहीं की थी।
मैंने शुरुआत एक रोगी के रूप में की—जो त्वरित प्रभाव वाली गोलियों से परेशान था, जो मुझे और बुरा महसूस कराती थीं।
तभी मैंने विज्ञान की गहराई में उतरना शुरू किया, सैकड़ों तनावग्रस्त आत्माओं (आपकी ही तरह) के साथ काम किया और पाया कि वास्तव में क्या काम करता है।
न कोई दिखावा, न महंगे सप्लीमेंट—बस प्रकृति और वैज्ञानिक प्रमाणों पर आधारित सरल आदतें।

यह पुस्तक?
यह वह सब है जो काश मुझे पहले ही पता होता।
न कोई कठिन भाषा, न कोई निर्णय—सिर्फ़ सीधे-सपाट उपाय, जो व्यस्त और वास्तविक जीवन में आसानी से समा जाएँ।

जब मैं तनाव पर शोध करने में डूबा नहीं होता,
तो आप मुझे पाएँगे—हर्बल चाय पीते हुए (ठीक है, कभी-कभी तनाव में वीगन कुकीज़ भी बेक करता हूँ),
पैदल यात्राओं (हाइकिंग) पर,
या अपने स्नायु तंत्र (नर्वस सिस्टम) को गहरी साँस लेने की याद दिलाते हुए।

आइए, अब आपको सचमुच बेहतर महसूस कराएँ—हमेशा के लिए।

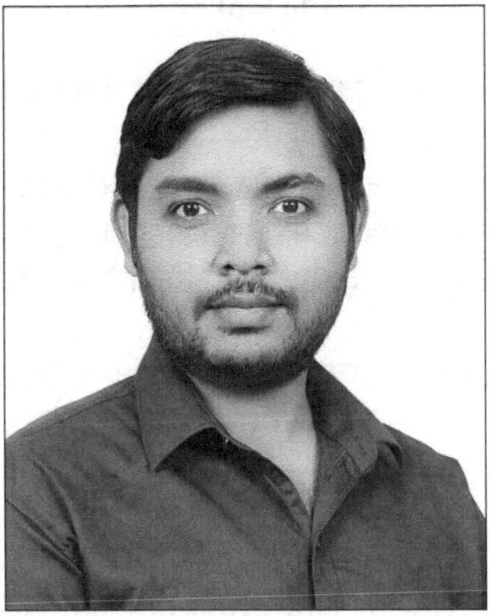

डॉ. प्रियंका बरनवाल

डॉ. प्रियंका बरनवाल एक समर्पित प्राकृतिक चिकित्सा एवं योग विशेषज्ञ हैं, जो आहार-चिकित्सा, योग-थेरेपी, ध्यान और समग्र परामर्श के माध्यम से जीवनशैली-विकारों के प्रबंधन पर विशेष कार्य करती हैं। वे भारतीय सरकारी तंत्र में **योग प्रशिक्षक सह प्राकृतिक चिकित्सक** के रूप में सेवाएँ दे रही हैं, जहाँ श्रमिक समुदाय के समग्र स्वास्थ्य-उन्नयन हेतु कार्यक्रमों में योगदान दिया गया है।

वे **नेचुरोपैथी रजिस्ट्रेशन बोर्ड** में पंजीकृत हैं तथा नैचुरोपैथी-योग चिकित्सकों की राष्ट्रीय निर्देशिका में भी सूचीबद्ध हैं।

डॉ. बरनवाल समकालीन वैज्ञानिक साक्ष्यों पर आधारित उपचार-दृष्टि के लिए जानी जाती हैं और डॉ. समीरदेव केसरवानी के साथ सह-लेखिका के रूप में पुस्तक **"The Naturopathic Mindset: Rewire Your Health with Ancient Wisdom & Modern Science"** प्रकाशित कर चुकी हैं, जिसमें आधुनिक जीवनशैली हेतु व्यावहारिक, प्रकृतिनिष्ठ हल प्रस्तुत किये गये हैं। उनकी रुचि-क्षेत्रों में तनाव प्रबंधन, महिला-स्वास्थ्य, चयापचय-सम्बन्धी विकार तथा कार्यस्थल-कल्याण कार्यक्रम शामिल हैं।

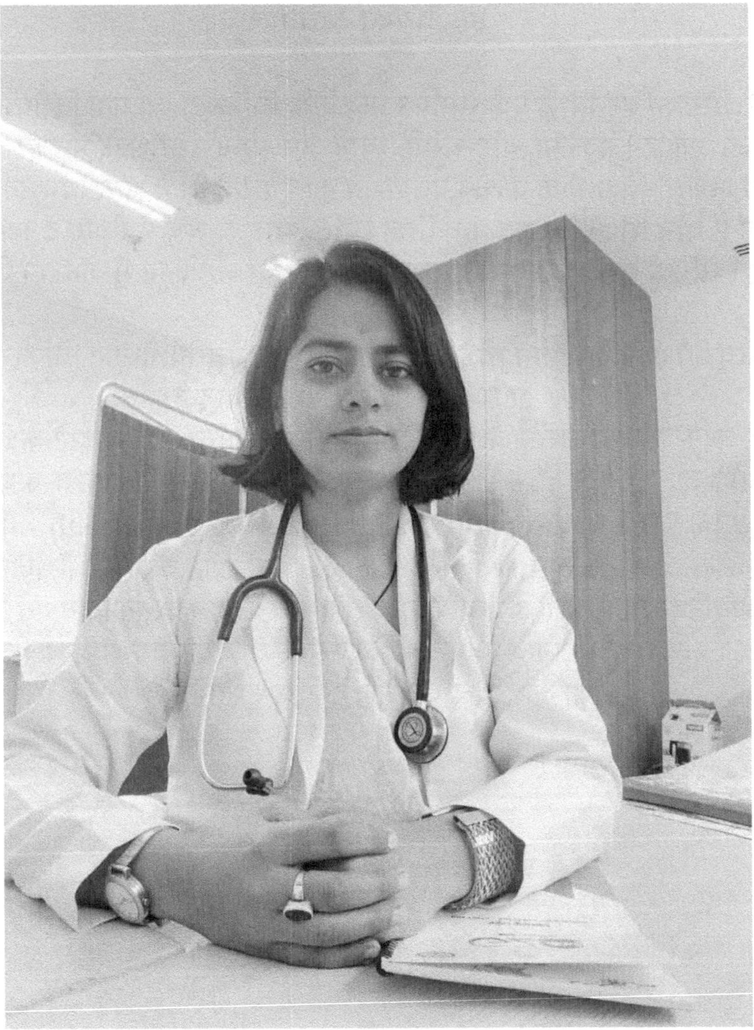

लेखक की प्रशंसा

एक रूपांतरणकारी मार्गदर्शिका
जो प्राचीन प्राकृतिक चिकित्सा ज्ञान को अत्याधुनिक विज्ञान से जोड़ती है।
डॉ. समीरदेव व डॉ. प्रियंका केवल सिद्धांत प्रस्तुत नहीं करते—
वे पाठकों को भीतर से बाहर तक चंगाई की एक व्यावहारिक राह देते हैं।

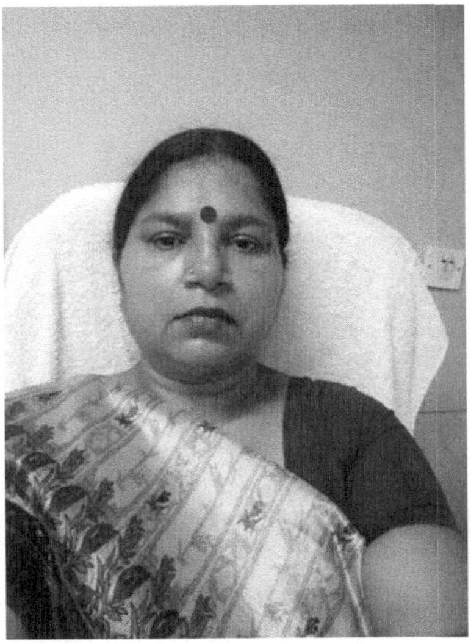

— वीणा रानी यादव

निर्देशक (राजभाषा), कर्मचारी भविष्य निधि संगठन,

मुख्य कार्यालय श्रम एवं रोजगार मंत्रालय, नई दिल्ली

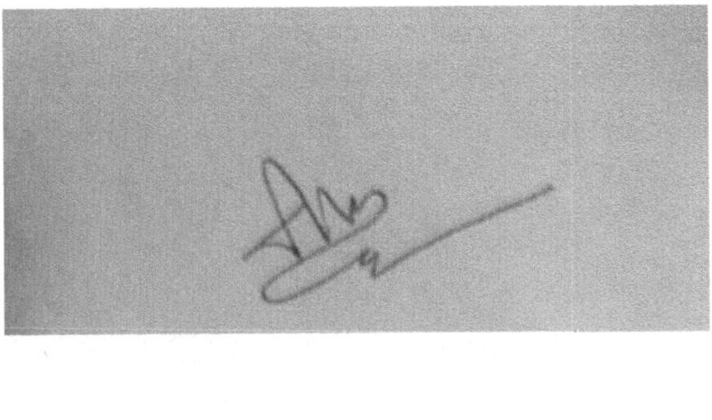

शीर्षकरहित

कभी-कभी सबसे गहरे रूपांतरण
मौन के क्षणों में ही घटित होते हैं।

यदि इन पन्नों ने आपके भीतर कुछ जगाया है—
सोचने का एक नया ढंग,
एक ऐसी साँस जिसे आपने पहली बार सचेतन महसूस किया,
या एक ऐसा चुनाव जो अधिक सावधानी से किया गया—
तो जान लीजिए कि आपकी चिकित्सा पहले ही प्रारंभ हो चुकी है।

आपको कुछ और बनने की आवश्यकता नहीं है।
बस अपने उन हिस्सों को याद करने की ज़रूरत है
जो पहले से ही आपके भीतर मौजूद हैं।

धन्यवाद कि आपने अपने शरीर पर भरोसा किया।
धन्यवाद कि आपने प्रकृति पर विश्वास किया।
और धन्यवाद कि आपने इन शब्दों को
कुछ देर तक अपनी यात्रा का साथी बनने दिया।

चिकित्सा करते रहिए।
सुनते रहिए।
बढ़ते रहिए।

यात्रा अभी जारी है...

Printed at Repro India Ltd.